看護の約束

命を守り、暮らしを支える

Nursing's Commitment

Protection for Life and Support for Living

秋元 典子

Noriko Akimoto

本書は発行元がライフサポート社から照林社へ変更しました。
2020 年7月 10 日初版第6刷発行の『看護の約束』と同一の内容です。

照林社

目　次

はじめに ………… Ⅳ

第1章　現代の看護について

ナイチンゲール看護論の検証がもたらす看護の現在 ……… 1

ナイチンゲールの教え ………… 4

「新鮮な空気」と「太陽の光」を整える ………… 8

「清潔」と「安全」を創り出す ………… 22

「食」を支える ………… 35

「皮膚」をケアする ………… 44

「排泄」を支える ………… 49

「生命力の消耗」を最小限にする ………… 55

「観察」を行う ………… 59

第2章　看護の専門性とは

医師や他の専門職と異なる看護のオリジナリティ ………… 77

看護師と他の医療専門職との協働 ………… 80

医師や他の医療職からみた看護の専門性 ………… 89

「日常生活行動の支援」がなぜ看護の専門性なのか ……… 97

「診療の補助」がなぜ看護の専門性といえるか ………… 103

人を“as a whole”として捉える ………… 110

医療チームにおける看護の専門性 ………… 117

第3章 進化する看護のスキル
身体から入って心に到達する様々なスキル 125

患者さんの心に到達するケア 128
“身体から入って心に到達する”とは 166
「ケア」と「ケアリング」について 171

第4章 看護の約束
看護のアイデンティティについて 177

「約束」を守るためのアイデンティティ 180
看護とは何々であるという確信 197
看護のアイデンティティ確立に影響を及ぼすもの 205
専門性の追求と役割の拡大 213
看護の約束 220
看護のアイデンティティ 225

おわりに 229

索引 233

はじめに

本書の目的は、「人々に看護ができることは何か」への答えを真摯に探究し、「看護はこういうことができるのです」と看護者自らが言明することです。いわば、社会に「看護の約束」を言明することです。

より具体的にいうならば、「みなさん、どうか看護の価値をわかって下さい」ではなく、また誰かに代弁してもらうのでもなく、人々に看護ができること、すなわち看護が社会と取り交わすことのできる約束を看護者自らが言明することです。

このことは、看護を学ぶ者、実践する者、研究する者が、まず初めに知らなければならない本質的な事柄であり、看護職の責任であると考えるからです。

1859年、英国で「Notes on Nursing」というタイトルの書物が出版されました。邦訳『看護覚え書』です。この書の著者フローレンス・ナイチンゲール (Florence Nightingale) は以下のように述べています。

「看護がなすべきことというのは、自然が患者に働きかけるのに最も良い状態に患者を置くことである」

明確な看護の言明です。しかし、自然が働きかけるなどという表現は難解で、学生時代の私にとっては手ごわいテキストでした。

ところが、看護師として働き始めて間もない頃、私は看護がなすべきこと、あるいは人々に看護ができることは何なのかを探究していきたいと心から強く思えた体験をしたのです。今でもはっきりと思い起こせる体験です。

「心の十字架」となる体験

大学卒業後、私は看護師として病院に就職しました。10カ月くらいが経過していた頃です。60歳代後半の男性がん患者さんが、終末期の状態になってしまわれました。

その頃の私は頼りなく、先輩看護師から「大学で勉強してきたはずなのに」ときつく叱られる日々を送っていました。ある晩の深夜勤務のときです。夜中の点滴の交換に伺った際、「今度の深夜勤務の日はいつですか？」と、その患者さんに付き添っている奥さんに小声で聞かれました。

「なぜそういうことを私に聞かれるのでしょうか？」と私も小声で逆にお伺いしてみました。勤務日など答えれば簡単なことですが、看護師個人の勤務日を聞くなどは一般的な質問ではありません。ですからどうしてそういうことを聞くのかしら？と不思議に思ったからです。

「お父ちゃん、助からないこと、私よくわかってる。でもせめて息を引き取るとき、秋元さんが夜勤のとき静かに逝かせてやりたいと思うてね。それが最後の願いなんよ。それで、これ、見といてほしい」と言われてベッドの下から大きな長方形の箱を引き出して蓋を開けられたのです。

持参していた懐中電灯で照らしてみると、なんとそこには真新しい浴衣、しかも力士の名前が染め抜かれた浴衣と角帯、それと白い足袋が入っていました。一目で死装束だとわかりました。

「普通、死んだら上等の着物着せるでしょ。でも、うちのお父ちゃん相撲が大好きで、毎年、夏場所が始まったら新調した浴衣着て観に行ってたんよ。でも、もう今年は行かれないから、これ着たかっただろうから着せてあげたい。なあ、ようよう頼みます」。

人の「死」に遭遇することから逃げられない仕事であることは重々承知し、覚悟してこの職に就きました。しかし、今私の目の前にいる人が実際に「死」を口にされ、その死の瞬間に私に立ち会ってほしい、三途の川をわたる準備をしてほしいと言われているのです。

重責を、有無を言わさず突然に背負わされたような感じがして、足がすくんで身体が硬直しました。返す言葉を必死で探しましたが何も見つかりませんでした。

「今のお話は確かに聞かせていただきました。点滴は今取り替えましたから、どうぞお休み下さい」と消え入るような声で返答するのが精一杯でした。

その患者さんは、私が休日の日に亡くなられました。しかし、ことの運びとは不思議なもので、その患者さんが亡くなる前に、その患者さんの奥さんが病棟で仲良くなった婦人のご夫君が私の深夜勤務のとき、急に容体が悪くなり亡くなったのです。勤務していた私が死後の処置をさせていただき見送りました。その時、悲しみで打ちひしがれているその婦人に、浴衣を準備されていた奥さんが「よく看病してきたんやからもう十分やわ。きっとご主人感謝して逝かれたと思うわ。それと秋元さんが最期の世話してくれたんやで。ええと思わな、なあ。うちもお父ちゃん、秋元さんに死に水やってほしいと思うてるんや」と言われたのです。

するとその婦人が「ほんま、主人は、いつも秋元さんをええ看護師さんやと言うてましたからねえ」と言って、ご自身の気持ちを奮い立たせて下さいました。

こんな駆け出しの新米看護師に、人生の最期のありようを託して下さる人がいる、看護師としての私を信じて下さる人がいると受け止めた私は、できないながらも精一杯の仕事をしようとしている私を見ていて下さって認めて下さっていたのだ、と不遜にも内心嬉しくさえ感じてしまったのです。

しかし、その後時間がたつにつれ、ウロウロしている半人前の不器用な私に、あなたが携わっている看護の仕事は人の生死さえ託せられる重みのある仕事だから負けないで頑張ってきっと一人前の看護師になりなさい、という激励のメッセージだったのだと考えるようになりました。とうてい続きそうにないとの危うさを感じさせる看護師だったからこそ、少し先を見せて下さって励まして下さったのだという受け止め方に変化していきました。

そしてさらに、不遜にも感じてしまった「称賛」から自分に背負わされた「看護師としての課題、責任、使命、戒め、負荷」という捉え方へと変わっていき、最終的に私はこの体験を「心の十字架」だと捉えるようになっていきました。

看護師としての原点

この体験によって「感情過程」においては看護の重みを感じることができました。ですから臨床勤務の過酷さにくじけそうになり、辞めてやる！と思うと、きまってこの「心の十字架」が意識にのぼり、あれほど信じて期待して励まして下さった方々を裏切るのか、と問いかけられ辞めることはできませんでした。一方、「認識過程」においてはこの体験がすぐに看護を説明できることには直結しませんでした。

とはいえ、この「心の十字架」あればこそ、看護の仕事が何であるのかを継続的に追求していくことができたと考えています。この体験が看護師である私の原点であることに間違いありません。

この原点から数えて約35年間、看護実践、看護学教育、看護研究に携わってきた中で、学生時代にはパラパラめくる程度だったナイチンゲールの『看護覚え書』が、国を超え時代を超えた看護の本質論を展開していることに少しずつ気づいていきました。そして、実践的検証を重ねていくうちに1つの確信を持つに至りました。

その確信とは、「高度な医療器機を用い高度な技術を持つ医療スタッフによって進められる医療が発達し、投与薬剤も複雑になり治療に関連することに看護師が大半の時間を割き、目の回るような忙しい現在の臨床の場にあったとしても看護実践の原型は不変である。それは、日常生活行動の１つひとつを支援することである」というものです。

「看護の約束」を語る

そのような時、はからずもこの私の確信を文字にできる機会を与えていただいたのです。ライフサポート社の佐藤信也氏との出会いです。「語ることが大切です。人に何かを語るとき、自身が持っているものが試されます。沈黙のなかに安住していると、結局、人に何も“約束”できません。だから、皆さんどうか看護のことをわかって下さい、ではなく、看護がしていること、看護ができること、いわば看護は何を社会に約束できるのかを看護者自身の言葉で語ってみませんか」と声をかけていただきました。

敬遠していたナイチンゲール看護論にフィット感を持てるようになった私が、看護師が何をしているのか、何ができるのかをできるだけ日常の言葉で語ることをとおして、社会に「看護の約束」を言明してみようと思います。

そのためには、具体的に記述して説明する必要があると考え、私がこれまでに出会った患者さんやご家族とのやりとりの実際の場面やケアの一連の流れを、掲載の許可を得て示したうえで論じる方法を採りました。

また、医療用語をすべて排除することは不可能であり、該当する用語には「補註（supplementary note）」を設け、科学性を意識しつつ少し詳しく、また日常語で解説するよう努めました。さらに、よく知られている人物や日頃あたりまえのように使っている用語であっても、本書の文脈において重要である場合は、医療用語同様少し詳しく解説しました。

本書の構成について

本書は全部で４章から成っています。

第１章では、ナイチンゲールが捉えた看護の本質とキーワードに沿いながら、現代の看護が何を行っているのか、何ができるのかを紹介します。

第２章では、卵巣がん終末期にあるＫさんの受け持ち看護師と医療チームの活動の実際をとおして、看護が医師や他の医療専門職とどのように異なっているのかを法制度を含めて説明することで看護ができること、すなわち看護の専門性について述べます。

第３章では、看護は心の専門家ではないという前提にたちながらも、患者さんの身体から入る看護の技はやがて患者さんの心に到達し、心を動かし、そのことが看護師自身の心をも動かすことを、２事例をとおして解説します。

第４章では、看護のアイデンティティについて筆者が考えるところを述べ、この自己確信を具現化することにより、看護は人々の「命を守り、暮らしを支える」ことを社会に約束できる専門職であることを言明したいと思います。

さらに、各章の中に個人的体験談を「episode」として配置しました。臨床の場で働く看護師の悪戦苦闘の実話です。看護実践のリアリティの一側面をさらにお伝えできれば幸いです。

看護の「不変の独自性」

一人の看護師が、「看護は何を社会に約束できるのか」を論じるなどたいへん僭越なことと感じつつも、専門性の追求との掛け声のもと看護のあり方がさまざまに論議されている今だからこそ、看護の不変の独自性を論述することに挑戦してみました。

本書をお読みいただいた看護職の方々には、誇りを持って看護と社会との約束を実践に移していっていただきたいと願っています。また、ともに働く医療や福祉職の方々や看護を利用して下さる一般の方々には、看護が社会と約束できることを広く知っていただき、看護に大いに期待していただくと同時にその約束を果たせているかどうかの評価をいただければ幸いです。

本書が、人々に看護ができることを言明する書、いわば、社会に「看護の約束」を言明する書となることを心から願っています。

2011 年 4 月
秋元典子

第1章

現代の看護について

ナイチンゲール看護論の検証がもたらす看護の現在

19世紀半ば、フローレンス・ナイチンゲールは、他人の健康に直接の責任を負っているすべての女性たちに向けて考え方のヒントを与えたいと『看護覚え書』を著しました。それには、看護ができる技の数々が明示されていました。

では、現代の看護師はどのような技を持ち、何を成しているのでしょうか。

現代の看護師は、交代勤務をしながら24時間患者さんの一番近いところにいて、生命徴候の観察・測定・判断・報告、及び医療機器を操作し、同時に日常生活行動の１つひとつを支援しつつ人々の命と暮らしを守っています。

ナイチンゲールの提言と本質的にはまったく同じことを行っているのです。

今後、時代の様相が変わろうとも、看護の原型は「命を守り、暮らしを支える」ことに変わりはなく、ナイチンゲールの提言と本質は、これからも受け継がれ実践され続けていくことでしょう。

第１章では、ナイチンゲールが捉えた看護の本質とキーワードに沿いながら、現代の看護が何を行っているのか紹介します。

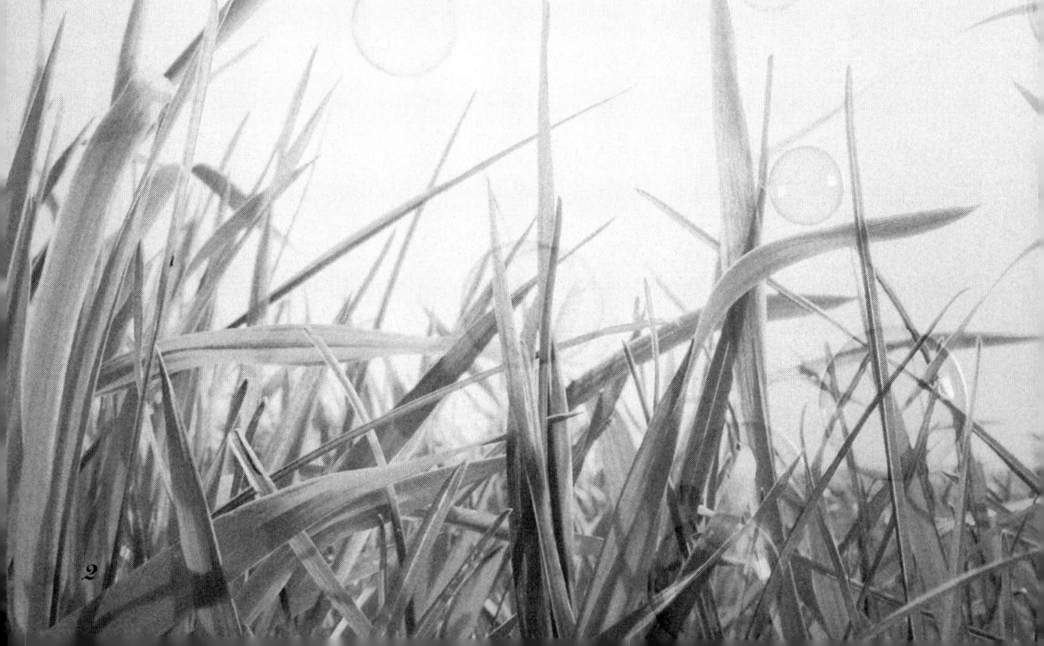

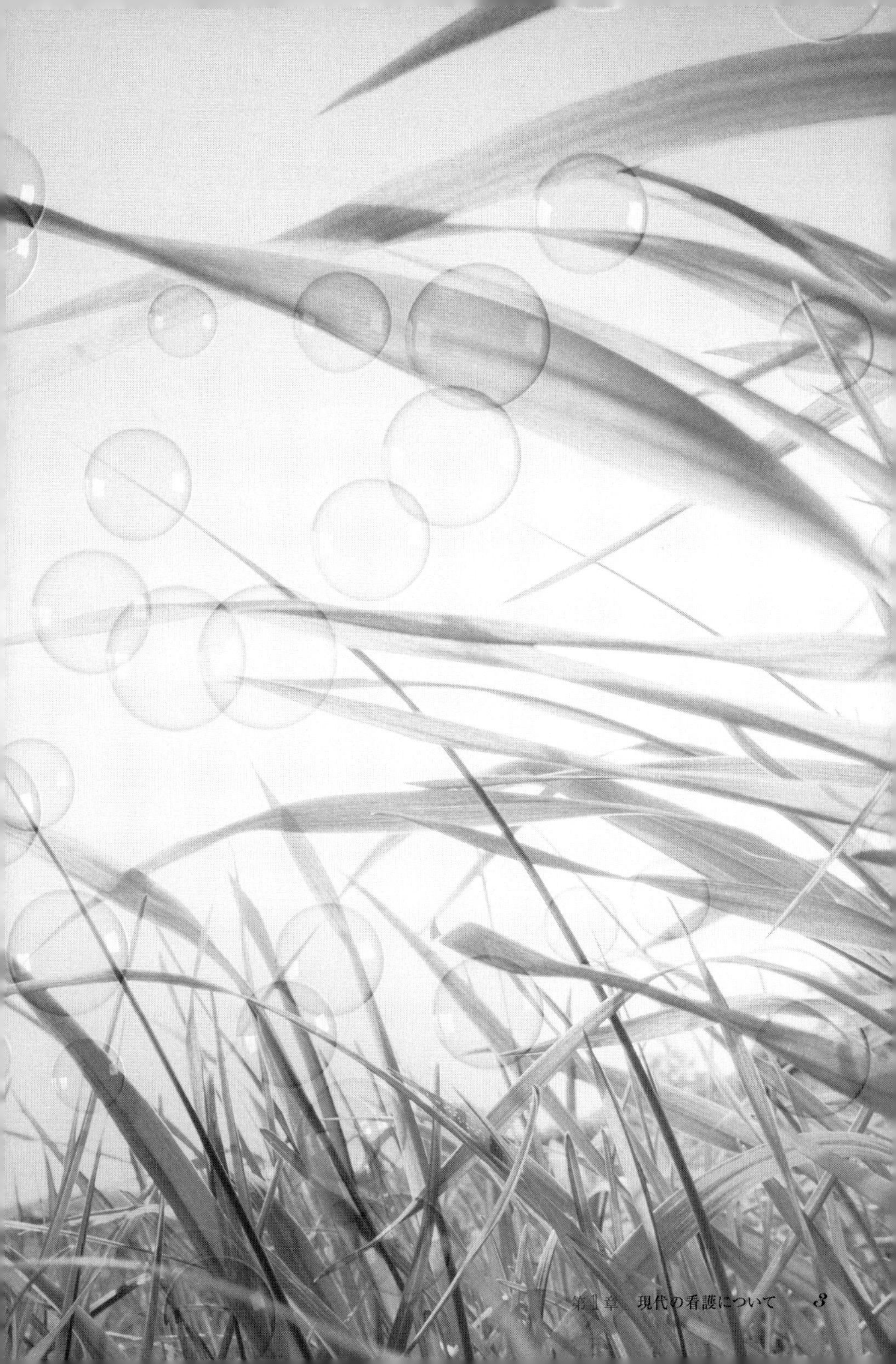

第1章　現代の看護について

ナイチンゲールの教え

近代看護の祖といわれるフローレンス・ナイチンゲール（Florence Nightingale；1820 ～ 1910）[1]は、1853 年に勃発したクリミア戦争[2]（1853 ～ 56）における負傷兵の死亡率をそれまでの 42.7% から 2.2% にまで激減させた[1)]人物として広く知られています。

ナイチンゲールはこのような結果をもたらした活動を最もよく表す用語として「看護」を選び、

「看護がなすべきこと、それは自然が患者に働きかけるのに最も良い状態に患者を置くことである」[2)]

「看護とは、新鮮な空気、陽光、暖かさ、清潔さ、静かさを適切に整《ととの》え、これらを活《い》かして用《もち》いること、また、食事内容を適切に選択し適切に与えること——こういったことのすべてを、患者の生命力の消耗を最小にするように整えること」[3)]

と、『看護覚え書』[3]で提唱しました。

換言するなら、日常の細々した生活行動の１つひとつを整えることは、

人間が持っているすばらしい自然治癒力が十分に発揮できる状態を創り出し、ひいては人間の命を守り、人間の生きる力を強める

というのです。

これ以後、ナイチンゲール看護論は時代を超え、国を超えて今もなお脈々と受け継がれ実践に移されています。

補註

supplementary note

1. フローレンス・ナイチンゲール

近代看護の創始者といわれる人物である。フローレンス・ナイチンゲール（Florence Nightingale）は、1820 年 5 月 12 日、イギリス貴族である両親が旅行中にイタリアのフィレンツェ（Florence）で生まれたことから Florence（英語読みでフローレンス）と名付けられた。

裕福な家庭に生まれ、成長とともに高い教育を受けていたナイチンゲールは、看護の仕事を志し、周囲の反対にあいながらも志を貫き、1851 年にドイツのカイゼルスベルトで最初の看護の訓練を受けた。その後 1853 年に勃発したクリミア戦争において、トルコを支援するために参戦した英国陸軍の野戦病院に 38 名からなる看護団を結成してクリミア半島の対岸、スクタリに出向き（1854 年）、病院環境の整備と負傷兵に対する手厚い世話をした。

当時の英国陸軍の病院はひどい状態であり、兵士たちは戦争による負傷に加えて冷たい風にさらされ、自力で食べられないときには餓死するしかない状態であったといわれている。ナイチンゲールは、ランプを持って負傷兵たちを見回ったことからランプを持った天使と呼ばれた。

帰国後ナイチンゲールは野戦病院での活動をもとに『看護覚え書（Notes on Nursing）』を著した。また、看護という仕事は教育を受けた者が行う必要があるとして 1880 年に看護専門学校（ナイチンゲールスクール）を設立した。

国際看護師協会（ICN）は 1965 年にナイチンゲールの誕生日である 5 月 12 日を看護の日と定め、日本では、1990 年に旧厚生省により「看護の日」と制定された。それ以降、日本においてもさまざまなイベントをとおして、看護の心、ケアの心、助け合いの心を、国民一人ひとりが分かち合うことが必要との広報活動が続けられている。

ナイチンゲールは、1910 年 90 歳で没したが、彼女の看護に対する思想は今もなお大きな影響を及ぼし続けている。

2. クリミア戦争

クリミア戦争（Crimean War）とは、衰退したトルコに進駐したロシアと、ロシアの進出を嫌うイギリスやフランスとの間で 1853 年から 56 年にかけて繰り広げられた戦いである。

ロシア軍進駐により苦境にたったトルコ軍を英仏艦隊が支援した結果、反トルコ組織は各地で鎮圧され、最終的にはトルコは戦勝国となり、ロシアの威信は失墜した。

3. 看護覚え書

フローレンス・ナイチンゲールの代表的著書であり、看護学の原点ともいわれている書物である。『看護覚え書（Notes on Nursing）』は、ナイチンゲールがクリミア戦争中の英国陸軍の野戦病院で行った自身の活動をもとに著した書物である。

初版の『看護覚え書』は、ナイチンゲールの実際の活動に裏打ちされた内容であることから本文中に書かれている実際の経験や事実は説得力を持ち、医療とは無関係の人々にとってもわかりやすく理解できる内容である。

そのような理由もあってか多くの人に読まれ、出版と同時に大きな反響を呼び、その後英国で出版し続けられ米国においても出版が繰り返された。

初版の好評を受けナイチンゲールは、初版発刊翌年の1860年に増補改訂版を出版した。現在日本で広く読まれている『看護覚え書』は、この増補改訂版である。

ナイチンゲールは、『看護覚え書』の序章において、「私はほかによい言葉がないために看護という言葉を使う…」と語りかけている。この記述は、ナイチンゲールが看護という用語に新たな意味を付加したことを示している。

看護という用語を用いるにふさわしいナイチンゲールの活動とは、新鮮な空気や陽光、暖かさ、清潔、静けさを適正に保ち、食事を適切に整えるという、日常の生活行動の支援であった。このような日常生活行動の支援は負傷兵の死亡率を激減させるほど健康に資する結果を生み出すことができる働きであると明言したのである。

すなわちナイチンゲールが活躍した時代には、パスツールもリスター（腐敗現象を論じた学者）の学説も未発表で細菌学の知識もほとんどない状況であった。このような状況下でナイチンゲールの活動によって負傷兵の死亡率42.7%が2.2%にまで激減したというまさに画期的な結果がもたらされたのである。

この書物は、看護学領域においては看護を初めて文字にして世に提言したとの意義を持ち、歴史研究においてはナイチンゲールが生きた時代の英国の様子、科学の発達状況、人々の暮らしぶりを物語る貴重な資料であるともいえる。

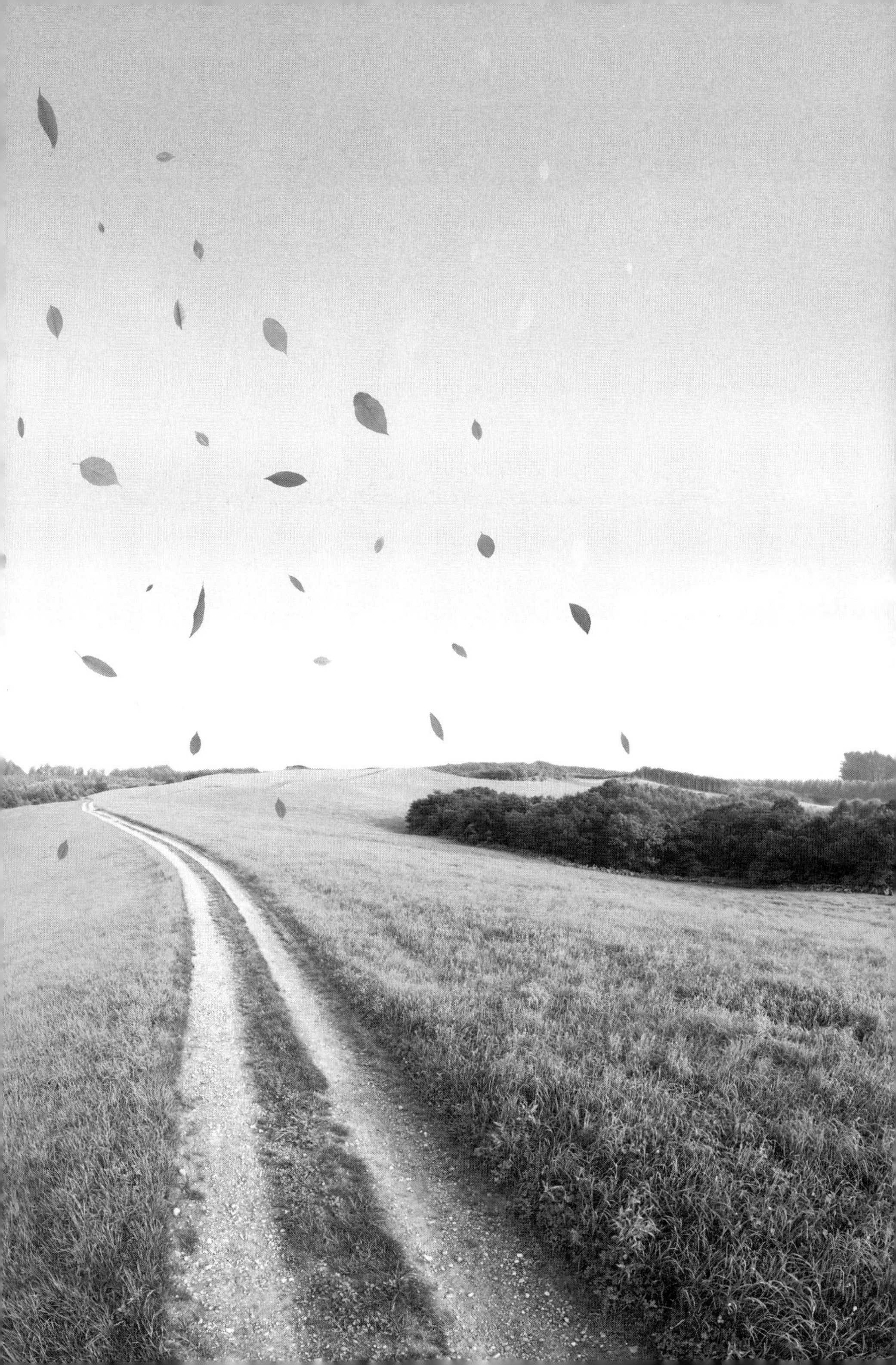

「新鮮な空気」[4]と「太陽の光」[5]を整える

快適な病室を創り出す

ある患者さんのケースから――その❶【Aさんの場合】

一昨日から卵巣がん術後の補助療法としての化学療法が始まった35歳のAさん。この日Aさんを担当することになった看護師は、朝9時過ぎにAさんの病室（個室）に伺いました。

ブラインドが降ろされたままで室内は薄暗く、日中はエアコンで温度調整されるのですが、夜間はそれを切っていたため蒸し暑く、むっとした感じを受けました。

看護師が、「Aさん、ブラインドを上げましょうね。窓も開けて空気を入れ換えましょう」とブラインドに手をかけたその時、Aさんのせっぱ詰まったような声が室内に響いたのです。

「待って！」と。

「この部屋ね、昨日気づいたのですが、朝ブラインド上げていると夕方には西日が差してきて眩しくてたまらないんですよ。夕方になると抗がん剤でへばっていて（自分ではブラインドを）降ろせないの。だから結局（ブラインドを）上げずに降ろしたままにして窓も閉めたままにすることにしたのです。だから上げないで…」

予想もしなかったAさんの話を聞いた看護師は、翌日、Aさんに本当はどうしたいのか尋ねてみました。

「そりゃあ窓も開けたいし、ブラインドも上げたり降ろしたりしたいわ…」と話されました。

当然のことです。たとえ室温をエアコンで調整したとしても、一度も窓を開けない締め切った部屋が快適であるわけがありません。

「そうでしたか、昨日は気づかず申し訳ありませんでした。でもこれからは看護師が朝、ブラインドを上げ、窓を開けて空気を入れ換えて、夕方になったら降ろすようにします。換気扇も使えますが一日中使うとなると、音も気になりますから」

と自分の考えを提案し、Ａさんからの意見を待ちました。

「ええ、本当はそうしていただきたいわ。抗がん剤、初日はまだ自分でできたのですけど昨日はもうダメだった。自分でできないから我慢しようと思っていたのですけど…」

との答えで、看護師の提案がＡさんに受け入れられたため、看護師は静かにブラインドを上げ、窓もしばらく開け放って外の空気を取り入れました。

「Ａさん、ご覧になって下さい。今日は良いお天気です。心地よい風も吹いているようですよ。風、肌に感じられますか？」

そう言ってしばらくの間Ａさんに外を眺めていただいたところ、Ａさんは「ああ、気持ちいい」と言いながら胸いっぱいに深呼吸をされました。

その後、看護師は静かに窓を閉め、「時々お伺いしますが、夕方になったら西日が当たらないようブラインドを必ず降ろしますから」と言い残し、ナースステーションに戻りました。

思うように動けない患者さん

部屋の窓を開けたり閉めたり、ブラインドを上げたり降ろしたり、あるいは外気に当たりたいと部屋を出て屋外に出たり、こういった部屋の明るさや空気の管理は健康な時にはなんの問題もなく自分でできることです。

しかし、ベッドに臥床している患者さんにとっては、病状にもよりますが、多くの場合大変な労力が必要だったり、身体のだるさや不快な症状に気持ちが向けられてしまって空気や部屋の明るさの管理に気づかいさえできないときがあります。

こういう場合、患者さんは、汚れた病室内の空気[6]を吸うしか方法はなく、まして病室の明るさの調整などできようがなく、よどんだ空

episode 1　太陽の光

80 歳代のすい臓がんの男性患者さんでした。進行しているため手術不適応と判断され、がんがもたらす強い痛みへの緩和ケアが始まりましたが痛みはなかなか治まりません。

深夜勤務帯の午前 1 時頃でした。訪問すると突然「速く逃げさせてくれ。誰にも言わないから。点滴抜いてくれ。逃げないといかんから」と言いながらベッドの上に立ち上がっておられました。そして点滴ライン[※]や酸素マスクなどを引きちぎろうとし始めました。

せん妄（一過性の意識障害）ではないかと考えながら医師の指示による鎮静剤を注射しようとしても抵抗が強く振り払う状態です。

主治医を呼び医師がそばについて経過を観ることになりました。すると次第に落ち着き眠り始めました。しかしすぐに覚醒し再び興奮気味になり「虫が飛んでる。チョウチョが飛んでる。二匹・三匹」と言いながら点滴ラインを身体に絡ませています。

虫やチョウチョが飛んでいることは否定せず、点滴ラインをほどこうとすると 「なにしてるんだ。殺す気か！」と私の腕につかみかかろうとします。

しばらくそばにいたところ眠り始めました。

気やこもった臭い[7]が気になってイライラしつつも我慢してやり過ごさねばならない状況に陥ってしまいます。

ナイチンゲールがいう「健康人から見れば取るに足りない些細なことによって、まさにその身は毒され、心は暗くふさぎ込んでしまう」[4]状況、Aさんはこのような状況に置かれていました。

ところが腹痛のため目を覚されたので、硬膜外腔に挿入されている持続硬膜外麻酔用のチューブから鎮痛剤を注入しようとボタンを押そうとすると「毒を入れたんだろう。殺すのか。理由を言え」と言いながらベッドからおりようとしました。

私はどうしていいかわからず立ち往生しつつも、とにかく患者さんの安全を守らねばならない、不眠・生活環境の突然の変化とリズムの変化・孤独感・不安感・心配、などが相互に絡まりあってせん妄状態に陥っていると考えました。

いったん、せん妄が発症すると薬を用いない対応だけではどうにもならず薬剤で睡眠を確保し、安心感を持ってもらうことが必要です。

その一方で私は、薬で少し落ち着いた患者さんに朝日を十分浴びていただき、日中も太陽の光にあたっていただくよう、日勤看護師に引継ぎました。

※薬剤を静脈内に注入するために患者の静脈に刺入された注射針と薬剤が入っているバッグやボトルとを繋ぐ細いチューブ

看護の「第一の原則」

ナイチンゲールは、看護の第一の原則は、屋内の空気[8]を屋外の空気[9]と同じように清浄に保つことであると述べています。さらに、「人工的な換気[10]手段を信頼しきってはいけない。自然換気[11]を行なわずには空気は決して新鮮にはならないのである」[5)]と述べて窓を開けて新鮮な空気を直に取り入れることの重要性と効用を説いています。

このことは、エアコンや換気扇で調整されるようになっている現在の病院においても全く変わらない原理原則です。換気扇で行う換気[12]と窓をいっぱいに開けて空気の流れを作り換気[13]するほうが短時間で十分な換気ができることは明らかです。窓をいっぱいに開けた看護師の行為は、ナイチンゲールの提言と全く一致しています。

「太陽の光」を取り入れる効果

さらに看護師はブラインドを上げて太陽の光を取り入れています。人間は生きていくために光を必要とします。朝の光を感じると体内時計は睡眠を促すメラトニンの分泌を抑え、身体を目覚めた状態にしておこうとします。

このことが夜の睡眠を促します。夜間の睡眠は生きるために必要なエネルギーの生産を促し、さらに人間に不可欠なホルモン[14]が分泌されます。今日、医科学が進歩し、その病態が太陽の光によって引き起こされる疾患が判明したり、クモ膜下出血を起こした場合、陽光だけでなく蛍光灯など人工的光であっても眩しく感じられ余計につらさを増すことがわかっています。

こういう場合にはもちろんカーテンやブラインドなどを上手に用いて光量を調整しなければいけないのですが、原則は、人間は太陽の光を必要としているということです。

ナイチンゲールは「新鮮な空気に次いで病人が求める二番目のものは、陽光をおいてほかにはないということである」[6] と述べ、つづいて「病人の健康を最も害する部屋は換気のできていない閉めきった部屋と陽光のない暗い部屋であり、太陽の恵みをいっぱいに受けて病室が明るく快適なこと、それは病気の治療に欠かせない条件である」[7] と述べています。

さらにナイチンゲールは、「病人のばあいは、身を起こしたり寝返ったりしなくともベッドのなかから窓の外が見え、たとえ何も見えるものがないばあいでも、空と陽光だけは見えなくてはならない。私は断言するが、このことは回復への鍵をにぎる第一条件とまでは言わないまでも、すくなくとも、それにほぼ匹敵《ひってき》するほどの条件である」[8] と強調しています。

生命力の消耗を最小にする

A さんの病室に伺った看護師は、ナイチンゲールがスクタリの病舎[15] で行った活動と同様にその部屋の空気や陽光の状態に注意を向けています。患者さんが汚れた空気の中で呼吸することがないよう、室外の新鮮な空気を取り入れ、そのことで生きていくために不可欠な酸素を十分に取り入れられるようにし、ブラインドやカーテンを駆使して太陽の光（陽光）を心地よい状態で取り入れ、A さんが「ああ、気持ちいい」と言われたように快適な気分になっていただき、光を浴びることで夜間の睡眠を確保しようときめ細かく配慮しています。

看護師は、このように、ナイチンゲールが強調したことと同じくきれいな空気と太陽の光を取り入れて快適な病室を創り出すことで、生命力の消耗を最小にして命を守っています。

担当看護師[16]が代わっても必要なケアが一貫して提供し続けられる仕組みを作る

ある患者さんのケースから――その❶【Aさんの場合（続き）】

ナースステーションに戻った看護師は、Aさんへのケア方針が病棟の全看護師にいきわたるよう伝えなければならないと判断し、その日のお昼に臨時で事例カ

episode2　小管理 看護師全員で同じケアを続ける

「誰か一緒に来て！」と、一人の看護師がやや興奮気味な様子でナースステーションに戻ってきました。

「誰かって、私でもいいですか？」と不安げな声で私は返答し、その先輩看護師についてナースステーションを出ました。その時ナースステーションには私しかいなかったため先輩看護師は頼りない私を連れて行くしかなかったのです。

廊下の片隅で「ねえ、○○さんの意識が戻ってきているのではないかと思うのよ。名前を呼ぶと、かすかに瞼を動かした感じがしたの。自分だけでは不安で確信がもてないのであなたも確かめてみて」とのことでした。

病室に入り「○○さん」と声をかけ瞼を観察しました。動くような、動かないような、何ともいえませんでした。2・3回声をかけましたが確証が持てません。「あなたじゃだめだわ」と言って先輩看護師はより長い経験を積んだ看護師を同伴して病室に戻ってきました。

その看護師は「○○さん、少し痛いです。申し訳ありません」と言うや

ンファレンスを持ちました。

化学療法を受けているＡさんの病室の窓を意図的に開けて空気をきれいにし、ブラインドを降ろしたままではなく上げ下げして太陽の光を取り込み、窓の外の景色もＡさんの目に入るように、しかし西日が差し込む夕方には必ず看護師がブラインドを降ろすこと、これらのことをスタッフ全員が心がけ丁寧に実施していくことを決めました。

いなや、上腕内側の人間にとって一番敏感で痛みを感じやすい部位を少しつまむようにしました。

患者さんの瞼が確かに動きました。今度は「○○さん」と大きな声でその人の名前を呼びました。すると瞼を開けようとするするしぐさを確かになさったのです。

その場に居合わせている３人の看護師が異口同音「反応がある」と言いました。

急いでご家族に連絡を入れました。脳腫瘍だから仕方ないとややあきらめかけていたご家族の喜びようはいいようのないものでした。

１週間ほどして眼が開き、約３週間後にはベッドの傍に立つことができ、結局退院されたのです。医師はうまく説明できないと言いました。

私は、意識があろうとなかろうと尊厳ある人としてどの看護師もいつも声をかけ、身体を拭いて刺激しつつ清潔にして、四肢の関節が固まるのを防ぐ運動を日々続けていたからだと思いました。

「小管理」を実行する

特定の看護師だけが行うのではＡさんにとって快適な病室を創り出すことはできません。

看護師は、病棟で働く全看護師がＡさんの部屋の窓を開けて空気をきれいにし、ブラインドを降ろしたままではなく、それを上げ下げして太陽の光を取り込み、窓の外の景色もＡさんの目に入るように、しかし西日が差し込む夕方には必ず看護師がブラインドを降ろすことを徹底させる仕組みを作りました。

ナイチンゲールがいう「小管理」[17] です。

「どんなに良い看護を十分に行ったとしても、ひとつのこと——つまり小管理——が欠けていれば、言い換《か》えれば、『あなたがそこにいるとき自分がすることを、あなたがそこにいないときも行われるよう管理する方法』を知らないならば、その結果は、すべてが台無しになったり、まるで逆効果になったりしてしまうであろう」[9)]

と述べています。

交代しながら24時間を休むことなく勤務する看護師は、時々に必要なケアを提供するだけでなく、担当する看護師が日によって、あるいは時間帯によって代わったとしても患者さんに必要なケアが一貫して提供し続けられる仕組み（システム）を作っています。

補註
supplementary note

4. 新鮮な空気

空気とは地球を包む大気の下層部分を構成する無色透明の混合気体のことをいう。水蒸気を除いた乾燥空気は、窒素 78.09 パーセント、酸素 20.95 パーセント、アルゴン・二酸化炭素・ネオン・ヘリウム・クリプトン・キセノンなどを微量に含んでいる。これに対してその場の雰囲気を空気と表現する場合もあるが、新鮮な空気という場合は、前者の無色透明の混合気体のことをいう。

空気中に含まれる酸素は人間の呼吸によって肺に取り込まれ、肺の膜をとおして血液中に拡散し赤血球中のヘモグロビンと結びつき全身を巡って身体中のすべての細胞が働くために必要なエネルギーを生産する。したがって、人間が生きていくためには酸素を含む空気は不可欠な気体であるといえる。

その空気が新鮮であるという意味は、酸素を約 2 割含んでいて、それ以外の窒素などの含有量が通常の割合である空気であることを意味する。人が室内に閉じこもっている場合、しかも室内の空気が入れ換えられることのない場合、人の呼吸によって酸素が使われるためその室内は酸素不足をきたし人間が吐き出す二酸化炭素の量が増える。

そうなると人は身体内部に十分な酸素を取り込むことができず、とりわけ最も酸素を必要とする脳は機能が低下し、ぼおっとした感覚に陥ることがある。また、二酸化炭素が多い空気は二酸化炭素中毒を引きおこし生命維持を破たんさせる。したがって新鮮な空気は人間が生きていくうえで不可欠な物質であるといえる。

5. 太陽の光

太陽が放つ光で一般には日光というが、光線には、人間の目に見える可視光線だけでなく、目には見えない紫外線や赤外線も含まれていて、それぞれの光線は異なる特性を持っている。

可視光線は明るさをもたらし、赤外線には温熱作用がある。紫外線は生物の生理活動に深く関わっている。そのため、日常生活上では、太陽の光によって乾かす、干す、殺菌する、温まる、など直接的に人間の生活に利用されている。

また植物の光合成は太陽の光を用いて行われるため、植物を育てる（育つ）といった間接的利用もしている。このように人間は太陽の光から大いなる恩恵を受けている。

晴れた日には、気持ちが明るくなり、体も動きやすく、逆に曇りや雨の日が続くと気持ちがふさぎがちになる。冬の間は、気持ちも鬱々としても暖かい春になると心も身体もうきうきして期待感につつまれ躍動感を感じることが多い。これは、太陽の光が心身に大きな影響を及ぼしていることの証である。また、人は夜になると眠くなり、朝になると目が覚める。昼には体温や血圧が上がり、夜には下がる。

このような「活動と睡眠」を繰り返すリズムがあるが、これは毎日繰り返される「昼と夜」の太陽サイクルによって作られた体内時計の仕組みによるものである。体内時計のしくみは、夜は、親時計が自律神経を「休息モード」に切り換え、メラトニンというホルモンが分泌されて、全身に休息の指示を伝えるようになっていて、朝に太陽の光を浴びて網膜が刺激されると、その時点で「朝」として体内時計がリセットされ、自律神経を「活動モード」に切り換えるようになっている。このリセットはコルチゾールというホルモンが担うとされている。

人間の生理的な側面に大いに関係あるのが紫外線である。紫外線は骨の成長を促すビタミンＤの生成に関与している。また、殺菌作用がある。殺菌灯はその一例である。

このように太陽の光は人間の心身に不可欠なものであり、明るさ、温かさという点で生活環境としても重要なものである。ただ、現在、太陽の光はヒトに対して皮膚がんなど発がん性があるとも勧告されているため、強い日差しに長時間当たることは避けたほうが良いとされている。

6. 汚れた病室内の空気

閉ざされた空間で呼吸し続けると、肺や皮膚から排泄される二酸化炭素によりその空間の空気が汚れる。すると二酸化炭素が再び呼吸によって体内に入って行き、血液を汚すことになる。また人間は、水蒸気・熱・体臭などをたえず発し、それによって室内空気環境は刻々と変化していく。

気密性の高い新築の建物の場合にはビニールクロスや合板、断熱材、畳、などに含まれる化学物質が空気中に放出されることがある。こういう場合も室内空気が汚染される。この汚れた病室内の空気とは窒素や酸素以外の不純物を多く含んだ空気のことをいう。

7. こもった臭い

人間の臭覚が感受する化学物質を臭い、もしくは匂いというが、そのうち臭いは「くさいかおり」のことをさし、人間にとって不快である場合が多い。こもった臭いとはこの匂いが室内に充満していることをいう。

8. 屋内の空気

室内に充満している空気のことである。閉ざされた空間で呼吸し続けると、肺や皮膚から排泄される二酸化炭素でその空間の空気が汚れる。すると二酸化炭素が再び呼吸によって体内に入って行き、血液を汚すことになる。

9. 屋外の空気

建物の中の空気ではなく建物の外にある自然界の不純物の少ない空気のことをいう。しかし、現在では工業の発達によるスモッグ、車の排ガス、タバコの煙などで空気が汚染される傾向にある。

10. 人工的な換気

室内の空気を強制的に外気と入れ換えることをいう。窓を開けて外気を取り込むのではなく換気扇という電気器具を用いて行う。この器具はモーターやプロペラなどで空気の流れを発生させ、その空気の流れを利用して外気と室内の空気とを入れ換える。

11. 自然換気

窓を２カ所開き、空気が入るところと逃げるところを作ることで自然な空気の流れを作り、室内の空気と外気とを入れ換えること。出入りの多い部屋やふすまなどの多い日本家屋の場合は自然換気が常に行われている。

12. 換気扇で行う換気

上記補註 10「人工的な換気」の項を参照。

13. 窓をいっぱいに開けて空気の流れを作り換気

上記補註 11「自然換気」の項を参照。

14. ホルモン

人間の内分泌腺から放出される微量で人間の身体の成長や身体機能の調整をつかさどる物質をホルモンという。これは、人間が健康に生きていくうえで必ず必要となる物質であり、ほんの少しでもホルモンのバランスが崩れるだけで身体は不調を感じる。

微量で作用するという点ではビタミンと似ている。しかし、ビタミンは体内で作ることのできないものがあるがホルモンは体内で分泌されるという特徴がある。

またビタミンは過剰になっても必ずしも異常が起こるとは限らないが、ホルモンは過剰になると疾患を引き起こす。ホルモンを分泌する内分泌腺には下垂体、甲状腺、副甲状腺、膵臓、副腎、卵巣、精巣、胎盤などがある。特に成長に不可欠な成長ホルモンは、夜間眠っている間に脳下垂体から放出される。これは骨の両端にある軟骨（骨端軟骨）の増殖を促すことで、人間の身長を伸ばす働きをする。

15. スクタリの病舎

スクタリとは、トルコのイスタンブールにある地名。クリミア戦争中この地に英国陸軍の野戦病院が設置され、ナイチンゲールの活動の拠点となった地である。スクタリの病舎とはこの地に建てられた英国陸軍の野戦病院のことである。

16. 担当看護師

その日その患者を受け持つ特定の看護師のことである。

17. 小管理

ナイチンゲールは Petty Management と表現している。petty とは細かなとか小さなという意味であるため、それを管理という用語の修飾語として用いる場合、おそらくきめ細かな管理という意味であり、良い状態を保つようにきめ細かく対処すること、あるいは、良い状態を保つようにきめ細かい仕組みを作りそれに沿って対処すること、という意味であると考えられる。

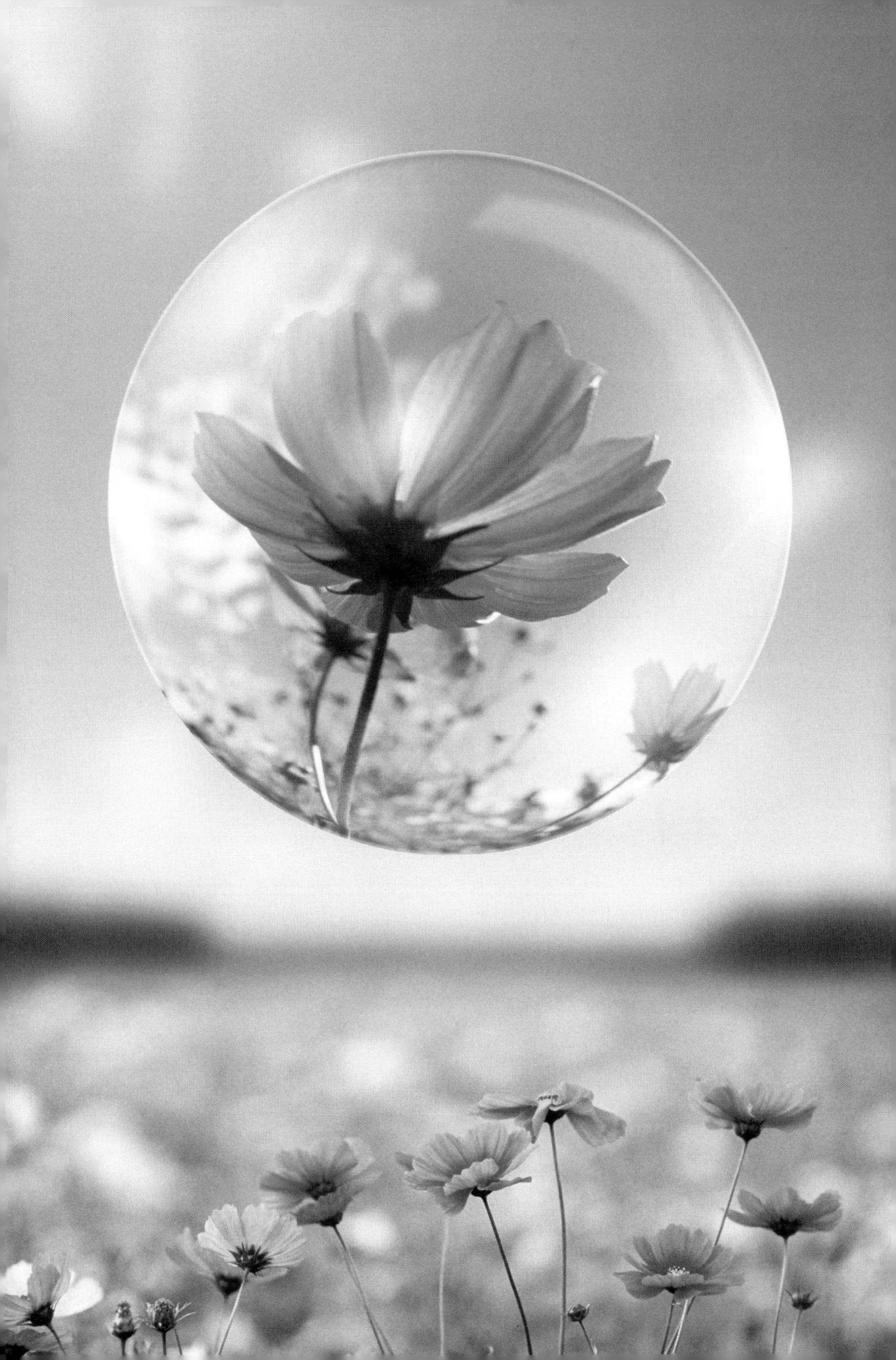

「清潔」[18]と「安全」[19]を創り出す

整理整頓された清潔で安全な病室

➢ ある患者さんのケースから――その❶【Aさんの場合（続き）】

化学療法[20]を受けているAさんをその日担当した看護師は、Aさんが輸液スタンド[21]を押しながらトイレに行き、這い上がるようにしてベッドに戻っている形跡を、訪室するたびに発見しました。

なぜかというと、訪室するたびに決まってスリッパが散らばっていたからです。これでは、Aさんが次にトイレに行こうとベッドからおりたとき、スリッパを足で手繰り寄せるようにして履かねばならいだろうと看護師は考え、ベッドからおりてすぐにスリッパを履けるようスリッパの方向と位置を整え続けました。

化学療法も5日目最終日の昼食の配膳時、看護師はお膳をオーバーベッドテーブル[22]の上に置こうとして、オーバーヘッドテーブルの上に使ったお茶のパックが無造作においてあることに目がとまりました。

「これはまだ使われますか？」と尋ねたところ「いいえ、もういらないのです」との返答。「じゃあ捨ててもよろしいですか？」と確認してから捨てに行って戻ってきました。

その時Aさんが話し始めました。「ゴミがあるとき、自分ではつらくて捨てに行かれないときに捨ててくれる。看護師さんにとってはどうってことないようなことかもしれないけど患者には大きな意味があるんですよね。ああ…ゴミがあるなあって気になってしかたないんですけどこのつらさじゃあ捨てる元気もないでしょ。ほんと、ちょっとしたことのようで、実は違うことっていっぱいあるんです」と。

「たとえば、どのような？」と看護師は、自分たちが日頃行っていることへの

患者さんからの評価を知りたくて聞いてみました。

「窓を開けてくれたり、ブラインド上げたり降ろしたり、スリッパの方向も私が言わなくてもさっと変えて下さったり、気持ちよくなるとこんな厄介な病気抱えていても、なんだか気持ちが楽になるんです。気持ち楽になったら元気出さなくちゃあって思えるんですよね」

「生命力」の消耗が最小になるとは？

看護師は、Aさんは命と直結する化学療法に最大のエネルギーを使いたいだろうから、ベッドからおりるたびに足でスリッパを手繰り寄せて履いたり、お茶のパックを捨てられないでイライラするようなことで疲れたくはないはずだと考えて、このように行動したのです。

ナイチンゲールが今から150年も前に力説した「生命力(vital power)[23]の消耗が最小になる」とはどのような意味でしょうか。

生命力とは、生きる力、すなわち、生きていくために必要なエネルギーのことをさしていると考えられます。

人間が生きていく上で必要なエネルギーは、人間が外から取り入れる食物や水、酸素などから産出されています。広く知られているように、人間が動くことを止めてじっとしていても、あるいは睡眠中でも肺や心臓など呼吸や循環をつかさどる器官の筋肉は絶え間なく動いていて、生命を維持していくための基本的な活動が片時も休むことなく続けられているのです。

このような片時も休まず営まれる活動に必要なエネルギー消費を「基礎代謝量」といいます。

また、人間は、毎日、食べること、仕事をすること、スポーツや家事をすること、余暇活動など、身体を動かして暮らしています。

このような動きをするためのエネルギー消費を「活動代謝量」とい

います。

さらに、食べたものを「消化・吸収」[24] するにもエネルギーが必要となります。活動に必要なエネルギーを得るためのエネルギーが必要だという仕組みです。

このように、人間は自ら産出したエネルギーを基礎代謝・活動代謝・食物の消化・吸収などに使いながら活動し生きているのです。

したがって、生命力の消耗が最小になるとは、基礎代謝量、活動代謝量、消化・吸収のための消費エネルギー量が必要な量以上に使われていない状態、いいかえるなら余計なエネルギー消費をしていない状態に置かれていることをいうと考えます。

生命力とは、生物学的にはこのようなことをいうのでしょうが、ナイチンゲールは、『看護覚え書』第11章において、「生命力が解《と》き放《はな》たれる」[10)] と表現していることから、「気力」[25] や「意欲」[26] も生命力（心のエネルギー）である、と捉えていると解釈できると思います。

「自然」とは何か？

次に、「自然」[27] とは何でしょうか。

人間は、病気になったり、あるいは病気にかかりそうになったとき、けがをして傷ができたとき、とりたてて特別な治療をしなくてもそれらを自分の力で治す力を生まれながらにして持っています。

この力が「自然治癒力」[28] です。

一生懸命元気になろうとする力は、まるで無意識の深いレベルにまで擦りこまれた力だと感じるほど強くしなやかな力です。

ナイチンゲールは、「癒すのは自然のみである」[11)] と記述していることから、自然治癒力を自然と称しているといえます。

このことから、自然が患者に働きかけるとは、「患者の自然治癒力が発揮できる」という意味であるといえるでしょう。

では、生命力の消耗が最小になれば自然治癒力が発揮できるのでしょうか。

自然治癒力が発揮できるには食品の摂取・消化・吸収エネルギーに十分なエネルギーを割り当てる必要があります。ならば不必要なエネルギー消費は避けたほうが良いのです。

一方、自然治癒力のなかでも自己防衛機能、つまり体外から浸入してくるウィルスや細菌類と闘う力である免疫を阻害する一因に「疲労」[29]と「ストレス」[30]があります。

したがって、疲労を誘発するような余計なエネルギー消耗も避けるべきです。このようなことから生命力の消耗が最小になれば自然治癒力が発揮できるといえます。

さらに、気力・意欲は、人が健康を獲得する原動力として機能する重要な機能です。このように解釈すれば、心のエネルギーとしての生命力は、心身統一体である人間[31]にとっては広い意味で自然治癒力の１つといってもよいと考えます。

命を守ることにつながる

Ａさんの「窓を開けてくれたりブラインド上げたり降ろしてくれたり、スリッパの方向も私が言わなくてもさっと変えて下さったり、気持ちよくなるとこんな厄介な病気抱えていてもなんだか気持ちが楽になるんです。気持ち楽になったら元気出さなくちゃあって思えるんですよね」の語りがその証です。

ナイチンゲールは、人間の生きる力が十分発揮され、免疫力[32]が機能して自然治癒力が発揮され、人間が健康で生きていくことができるよう、看護師は、その人が日々を快適に過ごせるよう支援することで余計なエネルギー消耗を避ける働きをしているといいました。

この事例で登場する看護師は、Aさんの部屋の不要な物を片付けて部屋を整理整頓し、スリッパの位置を整え、Aさんが余計なエネルギーを使わなくてもいいように、すなわち生命力の消耗が最小になるように整理整頓された清潔で安全な病室を創り出しています。

このことは、ひいては化学療法を続けていくエネルギーの温存につながり、つまりはAさんの命を守ることにつながるのです。ナイチンゲールの主張となんら変わることはありません。

このように、看護師は、整理整頓された清潔で安全な病室を創ることで快適な病室を創り出しているのです。ごみを捨てたり、スリッパをそろえることなど一見誰にでもできそうな行為ですが、けっして些細なことではなく、これらは人間の命を守ることにつながる重要で不可欠な行為なのです。

病床[33]を創る

➢ある患者さんのケースから――その❶【Aさんの場合（続き）】

Aさんは、入院された時、イヌのぬいぐるみを１つ持参して枕の横に置かれました。

最初にAさんを病棟に迎えた看護師は、Aさんの35歳という年齢とぬいぐるみが一致せず何となく違和感を抱いてしまっていました。

術前から気にかかっていたぬいぐるみは、術後徐々に増え、いつのまにか枕元には６つのぬいぐるみがAさんの枕を中心に左側に３つ、右側に３つ一列に並べてありました。

Aさんは抗がん剤の影響で少し吐いてしまってシーツが汚れてしまいました。

汚れたシーツを交換しようとした看護師は、Aさんに聞いてみました。「このぬいぐるみはどのようにさせていただいたらいいでしょうか。シーツ交換が終わったらまた元に戻しますが、私が移動させてもいいでしょうか」。

意味はわからないにしてもＡさんにとって大切であろうぬいぐるみを自らも大切に扱おうと考え、触ること・動かすことへのＡさんの許可を得て置いてある順番や方向を覚えながら移動させ、記憶を辿りながらまた元の位置に戻しました。

その様子をじっと見ていたＡさんは、「ああ…これ、これ、これなんですよね。気持ちいいなあ」と言って、新しくなったシーツを自分の手のひらでなでながら「この年齢になってもこんなものから離れられない。これは私にとって応援団なんです」とぬいぐるみの頭を優しくなでながらそっと教えてくれました。

シーツの汚れを取り除く

人間が吐いたものは臭い[34]を伴います。自分の体内から排泄されたものですが、いったん体外に出たものはＡさんにとっては一刻も早く取り除いてほしい汚物となります。

吐物で汚れたシーツを放置することは、Ａさんを不快な状態に陥らせてしまうことになり、これは、前述したスリッパや使用済のお茶パックと同様、Ａさんにとって気にする・イライラするという余計なエネルギーを使わせることになってしまいます。

Ａさんは、へばるほどエネルギーを使う化学療法を受けている最中であり、本当は治療である化学療法にこそ最大限のエネルギーを使いたいはずです。

余計なことにエネルギーを使い生命力が消耗するようなことはしたくないはずです。また看護師は決してそういう状況を創り出しはしません。

病室の環境を快適に整えたとしても病床（ベッド）が汚れていたのでは話になりません。看護師は、常に患者さんのベッドのシーツが汚れていないか気を配り、汚れを見つけたらその都度シーツを交換します。

それが定期交換の日でなくても、また夜中であっても交換します。

同時に、ただシーツがきれいになれば良いというだけでなくその人にとって一番落ち着くベッドでなくてはなりません。入院中の患者さんにとってベッドは唯一自由になる生活の場です。

ですから、患者さんご自身にとって使いやすいように物が配置されています。テレビのリモコンはここに置いて、コップはここに、という具合です。ここに置いてほしいと看護師が願っても、使う当事者である患者さんが不便を感じれば看護師の主張はとおりません。

A さんにとってのぬいぐるみは大切な大切な応援団でした。つらいがん治療をしのいでいくうえで A さんには応援団が必要だったのです。看護師は、年齢とぬいぐるみが不相応だという看護師側の感覚で一笑したり、順番を勝手に変えたりはしないのです。

A さんが考えたぬいぐるみの居場所は、A さんにとって特別な意味を持っているのです。看護師はそのことを最大限尊重します。

このようにして看護師は、その人にとって一番良い快適な病床を創ることで快適な病室を創り出しています。A さんが、「ああ…これ、これ、これなんですよね。気持ちいいなあ」と言われたような病床を、日々注意深く創っているのです。

補註
supplementary note

18. 清潔

一般的には、汚れのない衛生的な状態を「清潔」という。したがって看護が関心を寄せる日常生活の中での清潔といえば、皮膚や髪の毛、爪などに汚れが付着していないこと、衣服に汚れが付いていないこと、部屋が整理整頓され床の汚れがないことなどをいい、そのためには入浴、手洗い、洗髪、歯磨き、更衣、清拭、掃除などが必要となる。

しかし、このような生活上の清潔は、個人の感覚や文化的背景が影響するため、何をもって汚れがないとするかを一定の基準で示すことは困難である。

とはいえ、清潔な状態は人間に爽快感をもたらし、入浴などは血液循環を促すなどの健康にとって重要な意味があり、清潔は人間の生活に不可欠である。清潔でない（不潔な）環境では病原微生物が増殖しやすく、感染症の危険性も高まる。

したがって、人間が日々の生活の中で行う入浴、手洗い、洗髪、歯磨き、更衣、清拭、掃除など、個人の身体の衛生と生活環境における「清潔」の保持は、皮膚や粘膜から病原微生物が侵入することを防ぎ感染から人間を守るうえで重要な意味を持つ行為であると同時に人間の気持ちを爽快にする働きがある。

19. 安全

危険のない状態のことをいう。看護の対象となる人々の安全を守ることは最優先されることである。看護師には、看護の対象となる人々が、転倒・転落、感染、誤嚥などの危険にさらされないよう、人々の安全を意識的に守ることが必要であることを十分認識し、起こりうる危険性について予測を立て、それらを防ぐよう行動し、看護の対象となる人々の安全を守る重大な責任がある。

現在、この安全については、日本看護協会が定めている「看護者の倫理綱領」の条文６において「看護者は、対象となる人々への看護が阻害されているときや危険にさらされているときは、人々を保護し安全を確保する」と明確に謳われている。

さらに看護者は、針刺し事故や不要な放射線被ばくを避けるなど自分自身の安全を守ることも求められている。

20. 化学療法

がんに代表される悪性腫瘍など異常な細胞増殖を抑制するために化学物質を

投与する治療方法を化学療法という。がんの化学療法に用いる薬物は通常抗がん剤といわれる。

21. 輸液スタンド

輸液とは、何らかの原因で身体内部に水分・電解質・栄養素などの不足が生じ、口からの補給では間に合わないとき、あるいは口から補給できないとき、静脈内に刺して留置した針を通して直接血管内に水分・電解質・栄養素などを供給することをいう。

水分・電解質・栄養素などは、液体であるためパックやボトルに入っている。そのため、それらが入っているパックやボトルを吊るして静脈内に留置した注射針から少量ずつ（一滴ずつ）投与することになる。

輸液スタンドとは静脈内点滴注射（点滴）に用いる薬剤が入っているパックやボトルを吊るすことができ、さらに吊したまま運べるように車輪がついた脚がついている縦に長い棒のようなものである。点滴スタンドという場合もあり、市販されている。

22. オーバーベッドテーブル

何らかの原因でベッド上での生活を余儀なくされている場合、ベッド上で食事をしたり何か作業をするとき、あるいは座らないと呼吸ができないような場合に上体を支持する目的で用いられる小さいテーブルのことをいう。

車輪がついた脚がついているものが一般的でベッドをはさんで移動できるようになっている。

23. 生命力（vital power）

生命力とは、第一義的には生きていくために必要なエネルギーのことをさしていると考えられる。人間が生きていく上で必要なエネルギーには、肺や心臓など呼吸や循環をつかさどる器官の筋肉を常に動かすエネルギー（基礎代謝）、食事摂取、労働、スポーツ、家事、余暇活動など、身体を動かすために必要なエネルギー（活動代謝）、食物の消化・吸収に必要なエネルギー（食物の消化・吸収）の３つのエネルギーがある。

これらのエネルギーは人間が外から取り入れる食物や水、酸素などから産出される。このように、人間は産出したエネルギーを基礎代謝・活動代謝・食物の消化・吸収などに使いながら活動し生きている。

生命力（vital power）とは、生物学的にはこのようなことをいうが、「心のエネルギー」ともいうべき「気力・意欲」を含めた用語と解釈してもよいと考える。

このように解釈してもよいと考える理由は『看護覚え書』第 11 章においてナイチンゲールが「…生命力を圧迫していた何ものかが取り除かれて生命力（vital power）が解き放たれた…」と書かれていて、「生命力が解き放たれる」を基礎代謝・活動代謝・食物の消化・吸収エネルギーだけでは説明できないと考えるからである。

24. 消化・吸収

消化とは、摂取された食物が体内で吸収されやすくなるまで小さく分解されることをいう。人間の消化器官から分泌される消化液に含まれる消化酵素が分解を促進させている。

たとえば、だ液（つば）に含まれるアミラーゼという消化酵素はデンプンをブドウ糖に分解するのを助ける。吸収とは消化され小さくなった栄養素が、主に小腸から血管内やリンパ管内に取り込まれることをいう。

小腸は非常に長く、さらにその表面は、絨毛と呼ばれる毛足の長い絨毯のような構造になっていることから、引き延ばした場合の表面積は広く、効率よく養分を吸収できるようになっている。

25. 気力

精神力、根気。

26. 意欲

自分から積極的に何かをしようとする気持ち。

27. 自然

ナイチンゲールは、「看護がなすべきこと、それは自然が患者に働きかけるのに最も良い状態に患者を置くことである」と述べ、ここでの自然とは自然治癒力（免疫力）をさすと解釈できる。

しかし一方で、「自然保護」などと用いるように山・森・木々・海などをさす場合もある。ナイチンゲールがいう「自然が患者に働きかける」とは、「患者の自然治癒力が発揮できる」という意味であろう。

28. 自然治癒力

人間は、病気にかかったとき、けがをして傷ができたとき、特別な治療をしなくてもそれらを自らの力で治す力を生まれながらにして持っている。これが自然治癒力である。もし、人間にこのような自然治癒力がなければ、手術など不可能である。

術創の修復は、点滴静脈内注射や抗生物質投与や傷の消毒がもたらすのではなく、患者の自然治癒力の働きである。自然治癒力がなければどのような抗生物質を投与しようとも、消毒薬を用いようとも創は修復しない。

このような修復させる力を「自己再生機能」というが、一方自然治癒力の中には「自己防衛機能」もある。これは、生体の外部から浸入してくるウィルス・細菌類と闘う力、すなわち「免疫」である。したがって、「自然治癒力が発揮できる」とは「自己再生機能」及び「自己防衛機能」が十分に働くことをさす。

29. 疲労

人間がエネルギーを長時間使って活動したとき、もう休みたい、これ以上動けない、動きたくない、解放されたい、だるい、眠りたい、などと思う心身の状態である。エネルギーが使い果たされた状態であるため、免疫力に必要な食品の摂取・消化・吸収のエネルギーが少なくなり、疲労が高じると自然治癒力が働きにくくなり、免疫力が低下し健康を損ねる。

30. ストレス

普段の日常生活においてストレスという用語は頻繁に用いられる用語であるが、学問的には２通りの説がある。１つはハンス・セリエ（Hans Selye；1907 ～ 1982）の生理的ストレス学説であり、これはストレスを引き起こす要因ストレッサ―によってもたらされる胃・十二指腸潰瘍などの身体の状態をいう。

一方、リチャード・ラザルス（Richard S. Lazarus；1922 ～ 2002）の心理的ストレスとは、生活上起こる些細な出来事や大きな出来事をその人が自分にとって有害であるとか安寧を脅かすものであると評価したとき、その人の中にストレスが生じるとするものである。したがって同じ出来事に遭遇してもそれをどのように評価するかは個人差があるため、何がストレスであるかはその人が決めるものであると強調している。

しかし、いずれの学説においても人が長い間ストレス状態に置かれると、その状態に立ち向かうために余計なエネルギーが必要となる。このため本来免疫力獲得に必要となる食品の摂取・消化・吸収のエネルギーが少なくなり、自然治癒力が働きにくくなり、免疫力が低下し健康を損ねる。

31. 心身統一体である人間

人間は、身体と心とが密接に関連している存在であるとする考え方をいう。

32. 免疫力

免疫とは文字通り、「疫（身体にとって良くないこと）」を免れる働きである。リンパ球を中心とする生体に備わった免疫システムの作用により、生体の外部から浸入してくるウィルスや細菌類を異物と認識し、これら外敵から生体を防御する力をいう。

一方、免疫は正確には自己（自分自身の細胞）と非自己（それ以外のもの）を区別し、後者を排除しようとする働きであるので、それが過剰であればアレルギー反応となって生体にむしろ害を及ぼす場合もあるし、臓器移植では免疫力をいかに抑制するかが成功の鍵になる。しかし一般には生体防御力と同じ意味で用いられることが多い。

33. 病床

病人が寝起きするベッド、もしくは布団。

34. 臭い

p.18 の補註 7「こもった臭い」の項を参照。

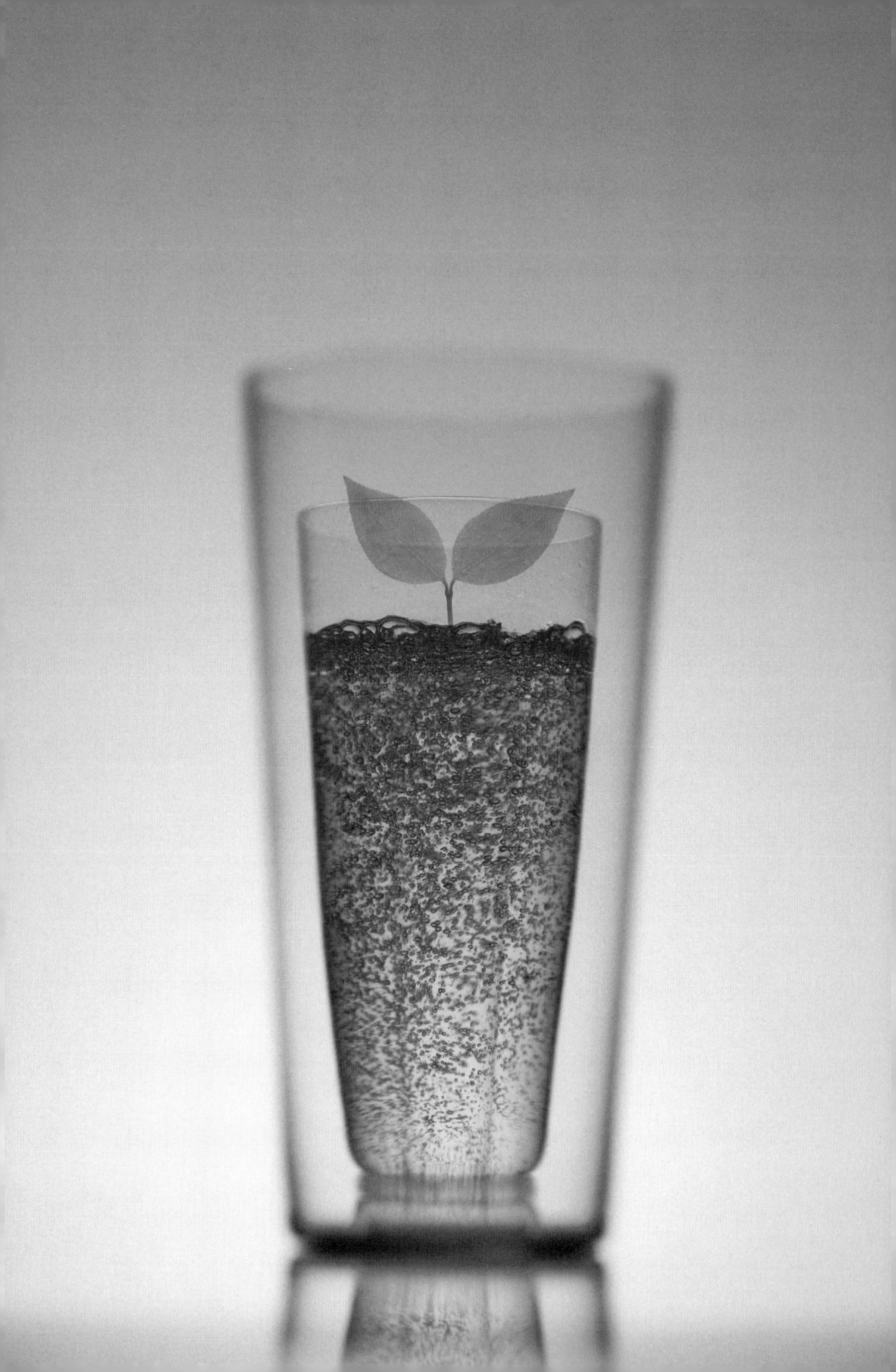

「食」[35]を支える

人間の基本的欲求への援助

ある患者さんのケースから──その❷【Bさんの場合】

看護師は、すい臓がんの手術をしたBさんに、「お食事です」と声をかけながら配膳しました。看護師は配膳時にはきまって声をかけていたのですが、それは、術後患者さんにとって生きるために大切な意味をもつ食事のことでBさんが困っていることはないか、あれば解決したいと考え「食事はすすみますか」と配膳の際に尋ね、食事に関する問題があれば一緒に解決しようとしていたからです。

「とにかく早く家に帰りたい。それが一番ですよ。そのためにとにかく食べる。食べて体力つけて帰る、体力つけるしかない、そんなことばかり考えています。食べなきゃあだめでしょ。それなら自分でもできるから」

「なるほど、そうですね。そういうふうに考えられるBさんでしたら、今日の食事もたくさん召し上がられますね」と話して、Bさんの食事摂取への意欲を強化しました。

下膳の際に、「Bさん、お食事はいかがでしたか」と尋ねると、

「そんなには食べられなかったけど、ちょっと話すだけで気分が違うんですよ。このお汁、おいしかったわ。おいしいと思って食べると精の付き方が違うって聞いたことがあるから」

「この状況でおいしいと感じられることを良いことだと受け止めていらっしゃるのですね。そういうBさんはすごいなあと思います」。

看護師は、思ったほど食べられなかったBさんの無念さと、それにもかかわらず前向きにこの状況を捉えようとしているBさんの積極性に共感し、その気持ち

をＢさんに伝えました。

そしてほとんど手つかずの食事でしたが、看護師はあとでまた食べますかなどとは言わず速やかに下膳し、１時間ほどしてから冷たいスープを勧めたところ、Ｂさんは３口ほど飲まれました。

QOLと深く結びついている

「食べること」は、人間の日常生活行動のうち、大半の人が１日に３回も行う活動です。これは人間が生きていくために欠かすことのできない活動であり、その意味で人間の基本的欲求[36]ともいわれています。

「食べないと元気になれない気がする」

「食べられなくなったら終わりだ」

「口から食べないと元気にはなれない」

これらは臨床の場でたびたび耳にする患者さんの言葉です。病を得た患者さんにとって食べることは体力を回復させる最も直接的な方法であり、元気になっていくための強力な方法であると受け止められている証です。

それゆえ逆に食べられない状態は、人を心細くさせ、時には希望までも失わせてしまいます。

人間にとって食べることは、栄養素[37]の摂取という生物学的意味だけでなく、味わうことの満足感、他者との社交の場ともなり、自分がつながりの中で生きていることを実感させる大切な場ともなります。

このように、口から食べることは、栄養摂取による生命の維持のみならず生きることへの意欲や希望、楽しみなどその人のQOL(Quality of Life)[38]と深く結びついているのです。

身体とのつながり

一方、口から食べる行為が成立するには多くの身体の絶妙な仕組みのつながりが必要とされます。

まず「反射」[39] です。人間は、食べるときまず食物を口に入れ、噛み、固まりを作ってから舌を使って飲み込むのですが、このとき人間の喉では精巧な神経や筋肉の整然とした働きで気道が閉鎖され、食べ物が気管から肺へ流れていかないように防いでいるのです。

したがって、ひとたびこの神経や筋肉の働きが障害されると「口から食べる」ことは大変困難な活動に変わってしまいます。

思うように食べられなくなると、食べることと密接に関連している「排泄」[40] も円滑にはいかなくなってきます。便秘が生じ、うっとうしい気分に陥るかもしれません。

活動エネルギーを生み出す源が少なくなるわけですから、動こうとする意欲もエネルギーも減退し、行動範囲も狭まってきます。

薬よりはるかに重要な食事への注意

このように人間の日常生活行動の１つ「食べること」の障害は、食べられないという目に見える具体的行動のみにとどまらず、人間の心やからだ、生活の仕方にまで変化を引き起こしてきます。

病人にとってたいていの薬よりはるかに重要な食事の料理についてはまったくといってよいほど注意が払われていない[12] とナイチンゲールは指摘していますが、おそらく「食べること」が持つこのような広い意味を忘れてはいけないということだと考えられます。

ナイチンゲールは『看護覚え書』のなかで、「食事」と題して実に細やかな配慮について述べています。

食べられないときには1時間ごとに一口でも口から食べられるようにする、それも無理なら15分おきに茶さじ1杯ずつ与える[13)]という提言です。

少量ずつ頻回に食べることは胃を刺激し、「副交感神経」[41]を刺激します。副交感神経の興奮は人間の消化吸収能を亢進させ、エネルギーを生産させ蓄積させ、人間をリラックスさせ、ひいては自然治癒力を高めていくことになります。

また、残っていても速やかに下膳した看護師の行為は、「食物は適切な時刻に配膳し、食べても食べられなくても、しかるべき時刻には下膳《げぜん》すること。食物を見ただけで胸が嘔《むか》つく、そんな患者にしたくないなら、患者のそばに『いつも何か食物が置いてある』ようなことは絶対にしてはならない」[14)]というナイチンゲールの指摘とまったく一致しています。

心―身を分離せず全体として理解する

看護師は、病に侵された臓器だけに注目したり、けがを負ったその身体の部位だけに関心を向けたり、異常値を示す検査結果だけに注目したり、つまりその人の部分・部分にのみ注目するのではなく、それらを確かに抱えながら心―身[42]を決して分離できないその人全体として存在すると理解します。

たとえば、事例として前述したような「食べること」の障害がその人の中に何を引き起こしているのか、その人の日常の生活がどのように影響を受け、気持ちもどのように影響を受け、何に困っているのかと生活者全体として捉えていきます。

そして、一番良い方法でその人の日常生活を、この場合は「食べること」ですが、それをできるだけ元に戻せるように「支援」[43]というやり方で働きかけているのです。
　看護師は、患者さんが多様な意味を持つ「食べること」ができるように、あの手この手で支援しています。

補註
supplementary note

35. 食

食とは、食べること、あるいは食べ物など幅広い意味で用いられる用語である。食べ物そのものをさすときには食餌と表記することが多いが、これに対して食事とは食べることや食物を表すより広い意味をもつ用語である。

食とは、直接的には食物を摂りこむことであり、これに引き続いて起こる消化・吸収過程によって生きる上で不可欠な栄養を摂り入れる不可欠な営みである。食は、人間の身体を作り、心臓など臓器を働かせ、動く力（活動エネルギー）を得るために、また人間の体外から浸入してくるウイルスや細菌類と闘う、すなわち「免疫」、一般には抵抗力といわれているものを発揮させるためにも欠かすことのできない生活行動である。

また、負傷した傷などを修復させる「自己再生機能」を発揮するためにもどうしても必要となる生活行動である。人間の細胞はタンパク質で構成されているため、自己再生機能が働くためには、栄養素としてのタンパク質を摂り込むことが不可欠となるためである。数多くのアミノ酸をバランス良く摂ることで細胞の再生や生成が活発になるが、そのためには食品を摂取することが大前提であり、したがって「食」は人間の生命維持の根幹をなす生活行動である。

一方、食事は栄養素を摂取して生命を維持させるという生物学的意味だけでなく、生活行動の１つとして生活上の楽しみ、社交の手段となることもある。また食事は、その個人が帰属する社会の文化的背景や個人が獲得してきた生活様式に影響を受ける。食生活に対する個人の価値観は一律ではない。

36. 人間の基本的欲求

人間が生きていくために生まれながらに持ち合わせている欲求である。したがって人間の行動はこの欲求を満たしていくために生じるともいえる。基本的欲求について論じた代表的な学者は米国心理学者マズロー（Maslow Abraham Harold；1908～1970）である。

マズローは人間には低次から高次の基本的欲求、すなわち①生理的欲求、②安全の欲求（危険から守られていたい欲求）、③帰属と愛の欲求（自分の居場所があって、仲間から愛情を得たいという欲求）、④承認の欲求（自立した個人として尊重されたい欲求）、⑤自己実現の欲求（目標を達成したい、自己成長したいという欲求）があると提示しているが、食はそのうちの生理的欲求（生きていくために最低限必要となる食物、水、空気などへの欲求）に含まれる。

これらの欲求は、①→⑤の順に高次となり、低次の欲求がある程度満たされないと高次の欲求を感じないといわれている。

37. 栄養素

人間にとっての栄養素とは、糖質・タンパク質・脂質・ビタミン・塩分・水分などがある。栄養素の主たる作用は、人間が生きるために必要となるエネルギーを供給すること、筋肉や骨、血液など身体を作る、また再生させることである。また、たんぱく質の摂取は特に免疫力にも関与し、ビタミンは微量で身体の働きを調整する作用をもつ。

38. QOL（Quality of Life）

Life は日本語に訳しにくい用語であるため、Quality of Life は通常訳さず QOL のままで用いる。Quality とは「質」を意味するため、意味としては生活の質・人生の質・暮らしの質などを示す用語である。

QOL（Quality of Life）が高いとか QOL を維持するなどと用いる場合には、生活や生きていることについてその人が満足感や充実感が得られていると自分で認識していることをさす。

39. 反射

生体が刺激を受けた場合に、脳で意識しないうちに起こる反応のことをいう。上位中枢（通常は大脳）によるコントロールなしに、入力された信号が、そのままシナプス（神経と神経の繋ぎ目）を介して、出力系の神経（例えば運動神経）に伝わり起こる身体の反応であり、大脳を経由して反応するよりも素早い動作が可能となる。

代表は脊髄反射であり、知覚をつかさどる脊髄神経からの入力は、脳へ上行せず、そのままほぼ同じレベルの運動神経に伝わることで、即座に筋肉が収縮する。熱いものに手を触れたとき、瞬間的に手を離すのはこの脊髄反射である。虫が飛んできたときただちに瞼を閉じる（角膜反射）反射は中脳を介している。

40. 排泄

生体内で不要になったものを体外に排出することをさす。一般には消化器を通じて、摂取された食物が体内で消化・吸収（p.31 の補註 24「消化・吸収」の項を参照）の過程を経て必要な物質が使われ身体に不要となった物質を排泄（便）

したり、泌尿器系（腎臓や膀胱）を通じて、有害な物質を体の外に出すことを排泄（尿）することをいう。

尿は腎臓の機能によって生成されるが、尿が生成されることで、体内の水分量を調節したり、血液の性状が一定に保たれている。尿が作れなくなると有害物質が体内に貯留し致命的な結果（尿毒症）をもたらすことになる。

便は、一般に食べ物を摂取してから24～82時間程度後に肛門から排泄される。これは食物が消化・吸収されたあとに残った残渣物である。便が出ないとなると腹部膨満感、頭痛、不快感、などを伴いQOLが低下する。

このように、排泄は、人間の生命維持に欠かすことのできない生理的営みである。

41. 副交感神経

人間の身体のバランス（内部恒常性：ホメオスターシス）の調整に中心的な役割を果たしているのが、自律神経である。これは反射のように急激な反応ではないが、意識しなくても、常時体の働きを微調整している神経と思えばよい。

副交感神経は、自律神経の１つであり、代表的な副交感神経は迷走神経といわれる脳神経である。副交感神経は、自律神経を構成するもう１つの神経である交感神経と拮抗的に働く。たとえば副交感神経は、脈拍を減らしたり、胃腸を良く動かしたり、血管は拡張させる。

交感神経はこの逆の作用をしていると思えばよい。両者が拮抗的（お互いに相手の反対の働きをする）に働いて人間の身体のバランスをとり、内部環境を一定に保つようになっている。

おおざっぱにいえば、リラックスしているときは、副交感神経の働きが交感神経より勝っており、逆に緊張しているときは、交感神経が優位な状態である。

42. 心一身

人間の心と身体はお互いに影響を及ぼしあうようにつながっていることを意味している。

43. 支援

その人が持っている力を信じ、その力を発揮していただけるよう、決して自分が前面に出るのではなく後方から援助することをいう。

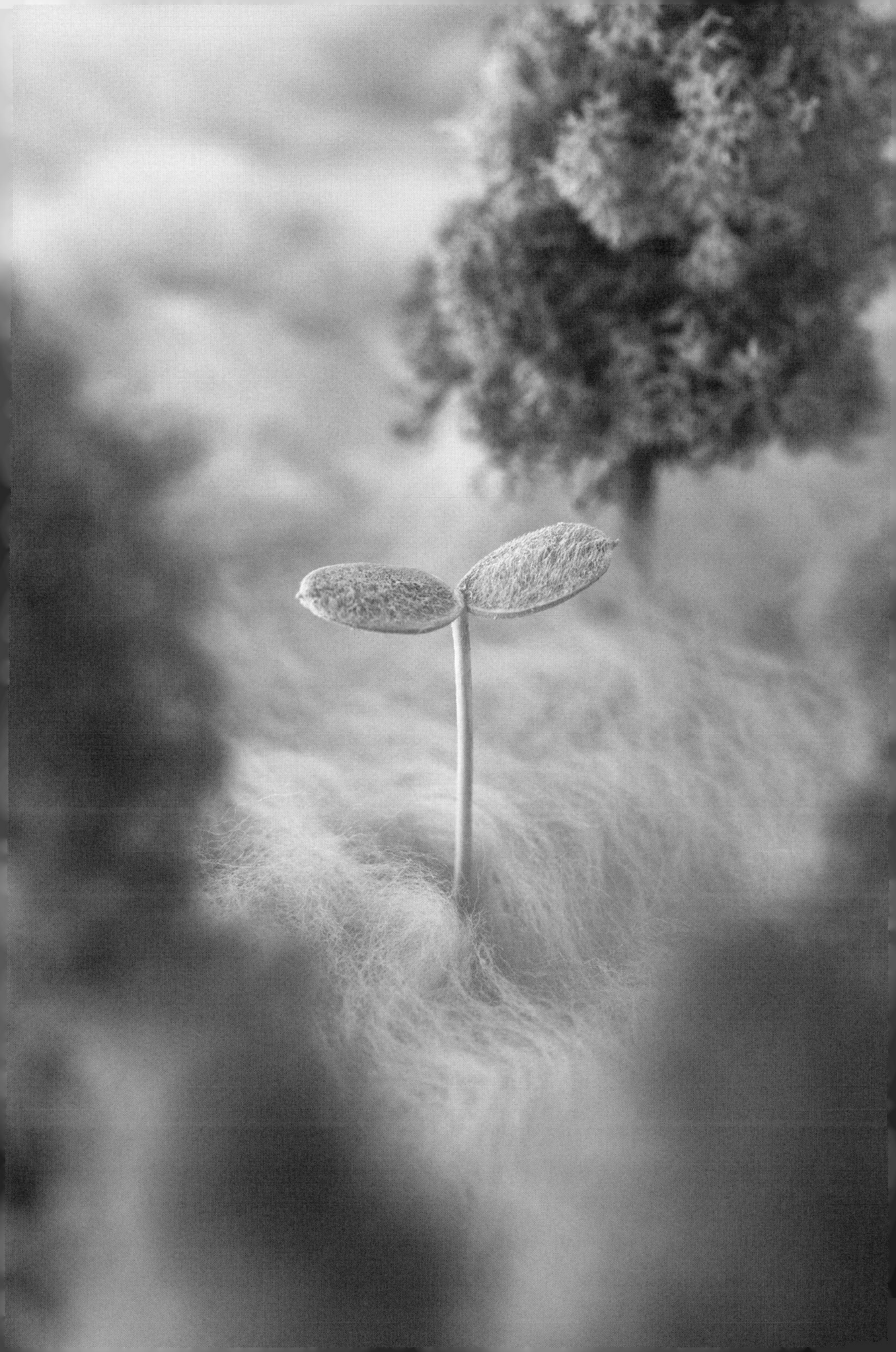

「皮膚」をケアする

髪を洗う、身体を洗う

➢ ある患者さんのケースから――その❸ 【C さんの場合】

頸椎[44]の手術をした 27 歳の女性 C さんは、術後の安静のために頸部固定帯（ソフト頸椎カラー）[45]を巻き、頸部を自由に動かすことができない状況になっておられました。

若い女性です。自慢の黒髪を毎日洗髪する習慣だったので汚れが付着したままの髪の毛は気になって気になって仕方なかったのですが、頸を動かせないので自分では洗うこともできずイライラしておられました。

看護師は二人がかりでケリーパッドという器具と、洗髪車という器具を組み合わせて使い、ベッドに寝たままの姿勢で C さんの髪を丁寧に洗いました。

一人の看護師は C さんの頸部固定帯を一時的に取りはずし、その代わりに頸が動かないよう自分の手でしっかりと固定することに専念しています。

もう一人の看護師は頸部に負荷がかからないよう細心の注意を払いながら、静かにやさしくシャンプーで洗いました。

洗髪後の C さんの表情はいいようのないほど晴れやかになり、自慢の黒髪をなでながら、「ああ…つるつるになりました」とそれまでの眉間にしわを寄せた表情とは打って変わり、満面の笑顔となりました。

全身清拭がもたらす生命力の解放感

➢ ある患者さんのケースから――その❹【Dさんの場合】

Dさん（65歳、男性）は、多発性骨髄腫[46]が腰椎に転移し、医師からは死期が迫りつつあると伝えられています。

現在、病的骨折[47]の危険があることと、身体を動かすと痛みが誘発されるため、ほとんどベッド上臥床が続いています。

痛みに対しては、医療用麻薬が処方され、ほぼ痛みを感じない程度にコントロールされています。

季節は真夏。髪はべとつき、もともと脂性の髪質であるため悪臭を放つようになっています。

妻からは「髪が気になる」「お父さん、気持ち悪いだろうに」という言葉が聞かれる状況にありました。

看護師は、石鹸を用いて全身を洗い、シャワーで流して、着物を着替えていただこうと計画を立てました。

Dさんの状況なら通常は電動式のシャワーベッドが使えるのですが、病的骨折を起こす可能性のあるDさんをかかえて他のベッドに移すことは大変危険です。

そこで、まず、ベッド上に防水シートを敷き込み、身体の脇に吸収力に優れたシートを3層に敷き込み、石鹸で全身を洗い電動式洗髪車のシャワーを利用して石鹸分を洗い流しました。

シャワーで流したお湯がシートに吸収されると重くなるため適度にお湯を吸収した段階で1層目・2層目・3層目と順にシートを取り除きながら洗い、最後の防水シートを取り除いてから新しい着物に着替えていただきました。

「さっぱりすると、病気を忘れて普段の自分のような気がする。ああ、生き返ったよう」とDさんの言葉。

「お父さん、いつものお父さんだわ」と妻の笑顔。

Dさんの健康感が高まりました。

人間の命を守り、生きる力を強める

ナインゲールは、『看護覚え書』第 11 章において、

「皮膚をていねいに洗ってもらい、すっかり拭《ぬぐ》ってもらったあとの病人が、解放感と安らぎとに満たされている様子は、臨床ではよく見かける日常の光景である。しかし、そのとき病人にもたらされたものは、たんなる解放感や安らぎだけではない、ということを忘れてはならない。事実、その解放感や安らぎは、生命力を圧迫していた何ものかが取り除《のぞ》かれて生命力が解《と》き放《はな》たれた、まさにその徴候《しるし》のひとつなのである」[15]

と述べています。

この看護師は、電気器機という今の時代にそった方法にアレンジこそしていますが、「さっぱりすると、病気を忘れて普段の自分のような気がする。ああ、生き返ったよう」と表されているとおり、ナイチンゲールが行っていた清拭と全く同じ結果をもたらしています。

「生命力が解き放たれる」とは、生物学的エネルギー交換だけでは説明できない「気力」や「意欲」という生命力（心のエネルギー）がわきあがってくると解釈できるとすでに述べました。

したがってＤさんが、「ああ、生き返ったよう」と表現したことは、ナイチンゲールのいう生命力の解放に相当するといってよいと考えます。今日、ナイチンゲールの時代とは格段に医療状況は変化しましたが、その本質においては何も変わらないことをＤさんの事実が明確に示しています。

看護師は、Ｃさんの頸の固定をすることで治療の意味を保ちつつ、またＤさんの病的骨折を予防しつつ、すなわち両者の命を守りながら髪を洗い、石鹸で身体を洗い、着物を着替えていただいて、患者

さんの身体を清潔にしています。そしてそのことがＣさんやＤさんの健康感を高め、命を守ることにつながっていくのです。

このように、命を守りながら日常生活行動を支援した結果がまた命を守ることにつながるのです。つまり、看護師の１つの働きは多くのことがつながりあったダイナミックな働きであり、循環的結果を生み出す働きであるといえます。

日常の細々した生活行動の１つひとつを整えることは、人間が持っているすばらしい自然治癒力が十分に発揮できる状態を創り出し、ひいては人間の命を守り、人間の生きる力を強めるというナイチンゲールの提言は、現在の看護の姿を生み出す源になっているといってよいでしょう。

補註
supplementary note

44. 頸椎

脊椎骨のうち頸《くび》を形成する骨であり、７つの骨で形成されている。頸椎の主たる働きは重い頭部を支えることである。また、頸椎を形成する７つの骨が蛇腹のようになってつながっているため、首を前後へ曲げたり伸ばしたりすること、左右への傾け、左右へのねじりが出来ることが頸椎の働きである。また頸椎は首を回す働きをつかさどっている。

45. 頸部固定帯（ソフト頸椎カラー）

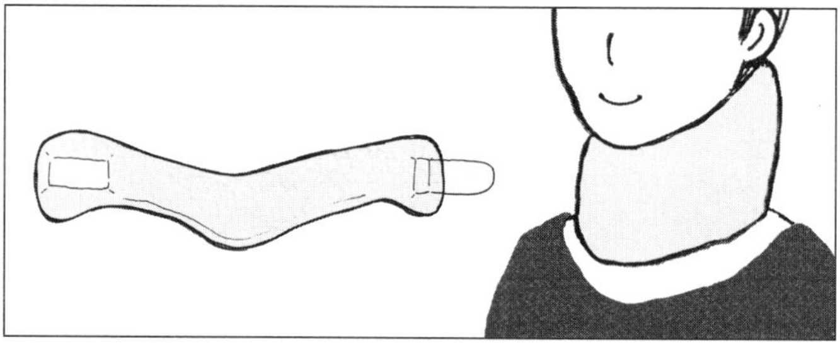

46. 多発性骨髄腫

血液のがんの一種であり、血液細胞の１つであるリンパ球の仲間である「形質細胞」のがんである。形質細胞とは病原菌から体を守る働きをするタンパク質（抗体）をつくっている細胞である。

がん化した形質細胞が骨髄の中で異常な増殖をするため、だるさや息切れ、感染症、すぐに出血しやすい、骨の痛みや骨折などの症状が生じる。

47. 病的骨折

健康な骨に対して外力が加わったことによる骨折を通常「骨折」というのに対して、病的骨折とは、外力ではなく疾病により骨の耐久度が低下したことが原因で起こる骨折をいう。

通常はがんに冒された（他の場所のがんの骨への転移、骨自体のがん）骨の骨折をさすことが多い。

「排泄」を支える

トイレに行くことを支える

➢ ある患者さんのケースから――その❺【Eさんの場合】

訪問看護師[48]は約束の時間どおり、「ごめん下さい。Eさん、訪問看護に伺いました○○です」と挨拶をして、「上がらせていただいてもよろしいですか」と今の状況を確認してから部屋に入らせていただきました。

ご家族に挨拶し、洗面所を借りて手を洗いました。それから自宅療養者さんの部屋に入らせていただきました。

70歳のEさんは、肺がんが進行し、根治療法[49]も望めなくなり本人と家族の希望で在宅療養[50]を選択され、週3回、看護師が訪問看護に伺っています。

Eさんは倦怠感が強く、いきむことが難しく、自力での排便が困難であるため、訪問ごとに看護師がグリセリン浣腸を行ってEさんの排便を促しています。

Eさんはもともとなんでも自分で行ってきた人であり、なんとしてもトイレにだけは最期まで自分で行きたい、トイレの世話にだけはなりたくないと考えておられます。

看護師は、Eさんの「トイレにだけは自分で行きたい」という願いを尊重したいと考え、本人や家族と相談して療養する部屋をできるだけトイレに近い部屋に決めました。

この日も浣腸後、ゆっくりとトイレまで付き添い、洋式トイレに座るまで支援し、その後はドアを閉めて、排泄が終わるまで待機することにしました。排便後はまた部屋のベッドに戻るまで付き添いました。

その後、看護師はEさんの臀部を含めて全身を清拭し、着替えをしました。また、排泄物を流す前に観察し、Eさんの体内で異常が起きていないかよく観察し、消臭剤を一押しし換気扇のスイッチを入れました。

異常の早期発見の前にその予防を

食べることと連動する排泄も健康に生きていくために欠かすことのできない生活行動ですが、とりわけこの排泄行動は、人間が不自由さを感じる状況になっても、多くの人が最期まで自分で行いたいと願う行為です。

なぜなら、排泄は羞恥心を伴う行為であるため、このことが不自由になり、他者の手を借りなければならなくなると、大人としての自尊心まで傷つけられるような感情を体験するからです。したがって、排泄に関するＥさんの気がかりは大変大きく深いものであることを看護師はよく理解しているのです。

ナイチンゲールは排泄に関連して臭いに対する注意深い配慮を求めています。

「看護の目的の第一は患者が呼吸する空気を外気と同じく清浄に保つところにある」[16]ゆえに、「室内にあって臭気を放つものはすべて、それを患者が吸う空気の中に発散させてはいけない。したがって汚物はすぐに室外に持ち出すべきである」[17]と述べています。

Ｅさんの家のトイレには小窓がある設計ではないため看護師はＥさんの排便後、消臭剤を使って臭いを取り除き、換気扇を回しています。窓を開けて換気する方法ではありませんが、目的はナイチンゲールの指摘に相当します。

さらに看護師は便の性状を観察[51]しています。排泄物は、外からでは知りようのない体内の状態を知ることができる重要な情報源（手がかり）[52]になるからです。

ナイチンゲールは、「『使命感』を持つ看護婦は（中略）、指示があろうがなかろうが、排泄物の状態をきちんと観察しているであろう。それどころか排泄物の外見を見たとき、ちょっとした色の変化があるだけで、彼女の鋭い観察眼は、排泄のたびに便器が空《あ》けられていなかった事実をも見破ってしまうであろう」[18]と述べています。

さらに、便秘がちか、それともゆるめか、便の色、下痢か、下痢と便秘が交互にくることはないか、血液が混じってないか、といったことを注意深く観察することが自分たちの職務であると多くの看護師が考えているようには思えないと指摘しています[19]。

裏を返せば、排泄物の状態についての観察という行為がいかに重要であるかを強調しているのです。これは後述する観察の重要性と連動しています。

このように異常の早期発見はもちろんのこと、それに先だって異常が起きることを予防するという重要な働きをしているのです。

患者の自尊心を保つ

ナイチンゲールはさらに次のように述べています。

「黒パンを食べることで便通がよくなり、緩下剤《かんげざい》[53]の常用から開放されることもある」[20]。「女性たちのほとんどに共通する誤りは、人間誰《だれ》しも24時間に一度は便通が《あるべき》であって、そうでないときは、ただちに緩下剤を服《の》むべきだと思い込んでいることである。しかし、経験の教えるところはその逆なのである。（中略）食物を選ぶことによって腸は整《ととの》えられるものである」[21]。

今のＥさんは、食事を作るご家族があれこれバランスを考えておられますが、このような食事内容への配慮が継続できるよう家族からの相談にのり、排泄物の状態を家族にフィードバックしていきます。

また、今後Ｅさんの排泄物に異変があった場合には適切な対応をしていきます。

看護師は、羞恥心を伴う療養者のトイレに行くことを支えることでその人の自尊心を保ち、同時に身体の異変にも関心を向け観察を忘れず、ひたすら命と暮らしを守っているのです。

補註
supplementary note

48. 訪問看護師

自宅で療養している人とその家族に対して直接自宅を訪問して必要なケアを行う看護師をいう。

49. 根治療法

根治とは根本的治療のことであり、原因を取り除くことで病気を治そうという治療である。一般的に治療というときはこの根治が目標である。つまり、肺炎に対して、抗生物質で病原体（肺炎球菌）を殺し、結果として患者の熱が下がり、呼吸状態が良くなるというのが肺炎の根治療法である。

一方、原因には働きかけないものの症状を改善するために行われる治療を一般に対症療法という。これは、肺炎で熱が出ているときに、解熱剤を投与するような治療法をさす。

がんのような病気の場合は、体内からがんを取り除く手術が根治療法に相当するが、がんは体内にあっても、がんに伴う疼痛をはじめとする不快な症状を和らげることを目標とする治療を緩和療法と呼ぶことが多い。

50. 在宅療養

医療施設に入院して治療を受けるのではなく自宅（在宅）で療養することをいう。医療システムの上では、通院（外来）ではなく、医師や看護師がその人の住んでいる所に出向くことを在宅医療と称する。

また在宅は自宅が基本ではあるが、最近は居宅という概念で、患者が生活している場所で行われる医療を広く在宅医療と捉えることも多い。

通常は在宅で療養する（在宅療養）ときには、健康障害を持ちながらも本人や家族が安心して暮らせるように、24時間365日の生活を考慮したケアプランを福祉や医療の専門家が作成し、必要なケアを、必要な日の、必要な時間帯に、医療の専門職が計画的に、継続的に提供する体制のもと、療養することをさす。

51. 便の性状を観察

便の性状とは、便の量、色、臭い、硬さ、太さ、あるいは血液混入・付着物などの有無である。便の性状を観察するとは、これらの性状をすべて調べて確認することをいう。

色は摂取した食品や薬物によっても異なるため、即座に異常と決めつけるのではなく、関連性を念頭に入れて観察する必要がある。

52. 重要な情報源（手がかり）

あることを判断したり、意思決定したり、行動に移したりするために必要不可欠な知識・事実をいう。

53. 緩下剤

自然排便がないとき、人工的に排便を促す薬を下剤というが、その作用が緩（ゆる）いものをさす。薬を服用してから効果が発揮されるまでに8時間程度を要する（ゆっくり腸の運動を高めていく）。

また、便を柔らかくする軟便剤を同時に用いるとより自然な排便に近づけることができる。

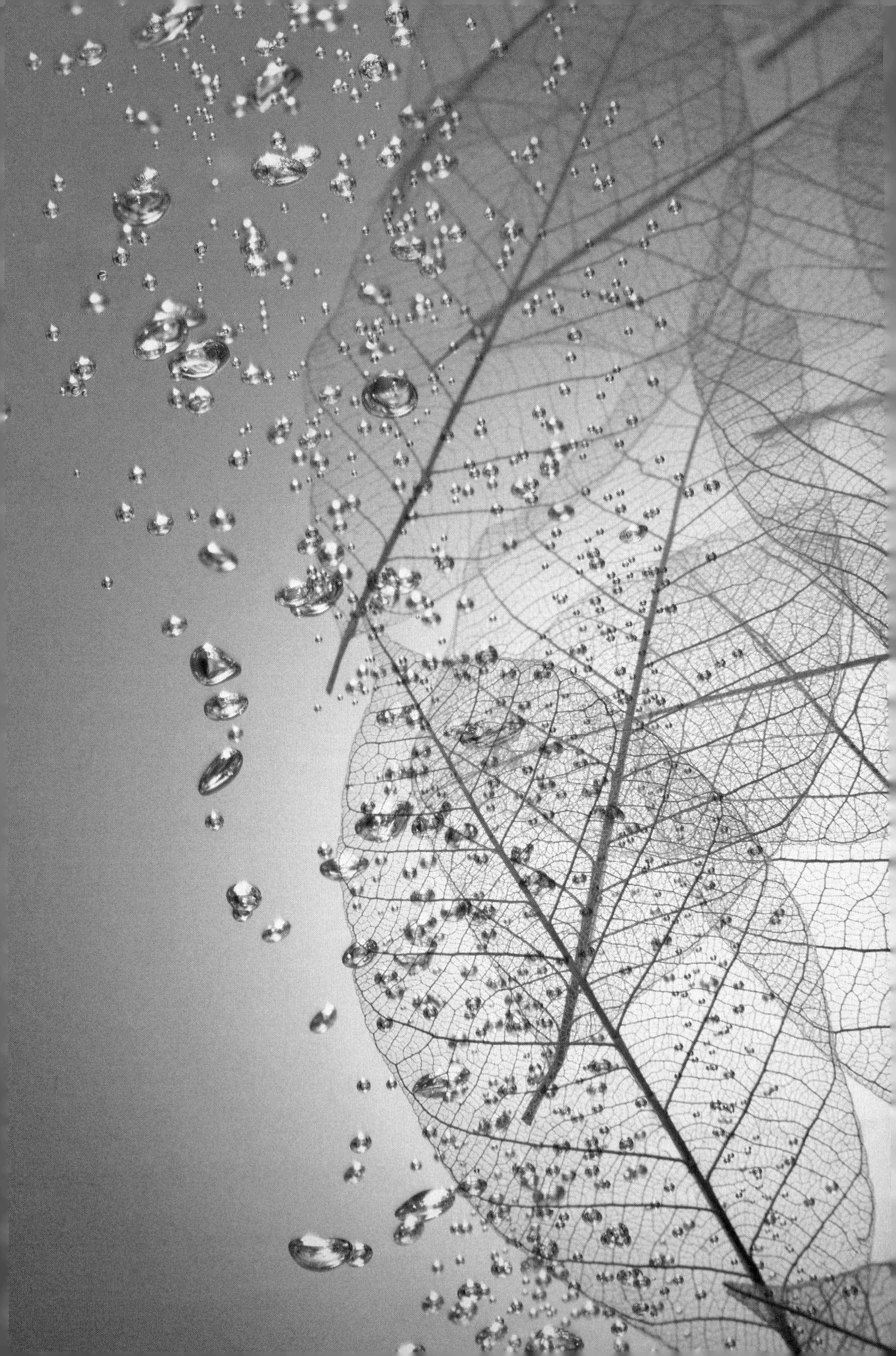

「生命力の消耗」[54] を最小限にする

苦痛を和らげる

ある患者さんのケースから――その❻ 【Fさんの場合】

Fさんは、地域にあるクリニック（診療所）を風邪気味という理由で初めて受診しました。クリニックに入るなり、咳が止まらなくなりました。既に来院して診察を待っている周囲の人々からの目も気になり始めました。

その時、タイミング良く看護師が、「はじめまして。看護師の○○です。よろしくお願いします。お見受けしたところずいぶん咳が苦しそうですね。こちらへどうぞ」と言って、外来待合いから少し隔離された部屋にとおしてくれました。

看護師は、「ここで少しお待ち下さい」と言い残し部屋を出て行きました。帰って来たときには、温かい蒸しタオルとコップに入った水を手にしていて、「これを口と鼻に当ててみて下さい。喉が少し楽になるかもしれません。お水も用意しておきます。喉を潤してみて下さい。少し落ち着かれたら初診受付をして下さい」と言い、温かい蒸しタオルとコップに入った水を渡してくれました。

蒸しタオルと水によるケア

この事例は、何気ない誰にでもできそうな日常の1コマかもしれないのですが、実は看護師は深く考えて行動しているのです。

まだ医師による診断がついていなくても、今自分の目の前で咳による苦しさを抱え、その日のある時間帯の過ごし方が苦痛な状態に陥っている人に、その苦痛が少しでも緩和するよう、看護師ならではのタオルと水というありきたりの生活道具に適切な温度を組み合わせた方法を考え出して実践したのです。

またこの実践は、待合室にいる他の患者さんの心配（あの人の風邪が移るのではないだろうか？）を解決することにもなるのです。

医師による診察が終わっていないこの段階では薬剤を使う吸入といった治療的な手段を用いることはしませんが、温かい蒸しタオルを口や鼻に当てることで蒸気が伝わってきた喉が潤され咳も和らぎ、咳による喉の違和感も水分によって緩和[55]されると思います。

看護師が渡す清潔なマスクをつけて安心して受付に行き、初診患者として診療の受付手続きをしていただけると思います。

診断名はなくても咳という症状から身体に起きていることを予測したうえでの生活の援助を看護師は行うことができるのです。

クリニックでの医療[56]というのは受診される人がクリニックの玄関に立たれたときから始まっています。したがって玄関を入ってすぐの待合室での看護がただちに始まるのです。

入院ではなくクリニックの受診であっても、クリニック内にいる時間帯はその人のその日のかけがえのない生活の時間帯の一部であることに変わりはなく、温かいタオルや水の準備に現れているように呼吸することを守り、命を守り、快適に過ごしていただけるようからだのことがわかる専門家としての手だてを考えて実践し、その人の苦痛を和らげているのです。

生命力の消耗を最小限にする看護師の働きです。

補註

supplementary note

54. 生命力の消耗

生きていくために不可欠な最低限の臓器の働きを保証するエネルギー（心臓を動かす、血液を循環させる、息をさせるなど）、動く・移動するなど活動するためのエネルギー、食物を消化・吸収するためのエネルギー、これらのエネルギーが不必要に増加している状態をいう。

55. 水分によって緩和

水分を身体に補給することで今生じている不快な症状が和らぐこと、あるいは和らげることをいう。

56. クリニックでの医療

クリニックとは、日本語では診療所をさす。診療所とは日本の医療法における医療機関の区分のうちの１つである。

診療所には入院設備をもたない無床診療所と入院設備（20床未満）を有する有床診療所の２通りがあるが、通常は入院施設をもたない外来診療のみを行う診療所をクリニックと称することが多い。

クリニックでの医療とは、診療所において医師もしくは歯科医師が行う診療（医業・歯科医業）のことをさす。

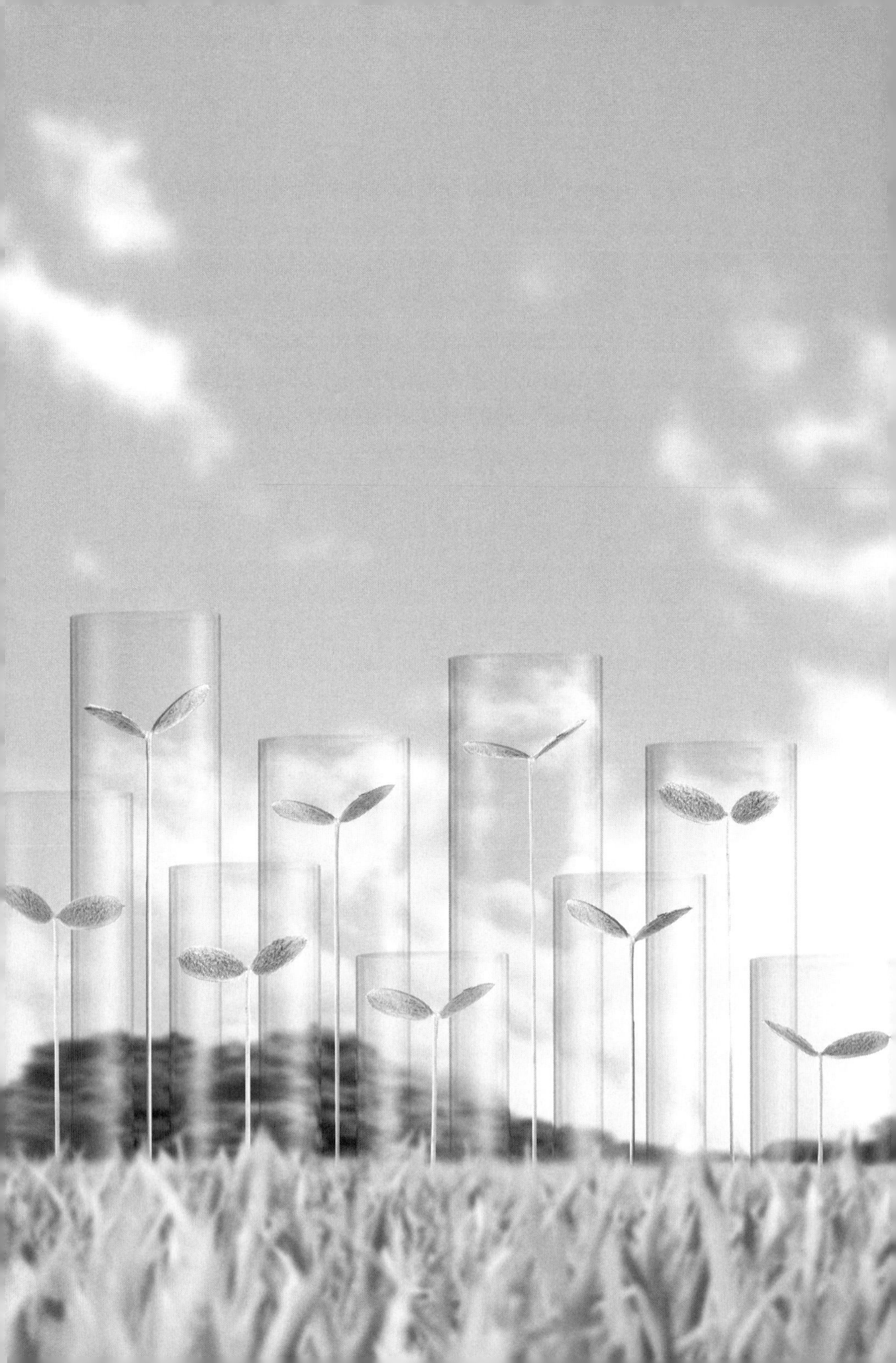

「観察」[57]を行う

24時間患者さんの一番近いところにいる

➢ ある患者さんのケースから――その❼【Gさんの場合】

70歳の男性Gさんは、食道がんのため1期手術（1回の手術で新しい食べ物の通りを作る）を受けました。

食道がん手術においては、手術部位が胸部と腹部に及ぶため患者さんが受ける侵襲[58]は大きく、そのため集中的な術後管理[59]が必要となります。したがって患者さんは術後1週間程度を集中治療室で過ごされるのが一般的です。

今日は術後1日目。Gさんの身体にはさまざまなものが装着あるいは挿入されています。

気管切開部[60]には人工呼吸器[61]が装着されGさんが安全に呼吸できるようになっています。

病巣部のある食道は切除されるため、切除された食道に代わって食べ物が通る新しい道となる臓器は「胃」なのですが、その胃を持ち上げ、切り取らず残した上部の食道とをつなぎ合わせた吻合[62]部位が位置する頸部には、浸出する液を低圧で持続的に吸引できるドレーン（頸部J-VAC®）[63]が挿入されています。

胸には胸腔ドレーン[64]が、肝臓の下にも1本ドレーンが挿入され、それらから不要な浸出液の排出を促し、排出されたものをバッグで受けています。

痛み止めの薬を持続的に投与するために持続硬膜外麻酔[65]のチューブが脊椎に挿入され、高カロリーの栄養を血管内に直接補給する中心静脈栄養[66]のための針が右鎖骨付近から入れられ、鼻からは胃管チューブ[67]が、腹部には腸に直接栄養を補給することができる腸瘻チューブ[68]が、膀胱にも排尿のための留置カテーテルが挿入されています。

末梢の静脈[69]から点滴が何本も行われています。さらに深部静脈血栓症[70]を予防するための空気圧迫装置[71]が左右のふくらはぎに装着され電動で間歇的[72]に圧力がかかり、歩いている状態を人工的に作り出しています。

Ｇさんは朝一番に血液検査のための採血があり、そうしているうちに診療放射線技師[73]が来て胸のレントゲン写真を撮ると伝えられました。しかし、Ｇさんは、気管切開をした箇所に装着されている人工呼吸器を装着しているため声を出すことができない状況になっています。

その後Ｇさんは順調に回復され、術後７日目に一般病棟に移ることができました。

緻密な観察と生命徴候の測定を行う

術後の患者さんというのは、麻酔や手術という大きな侵襲を加えられた身体を抱えています。さらに麻酔をかけたため、身体機能が大幅に低下しています。

看護師は、全身麻酔や手術（食道切除術・食道再建術）を受けたＧさんが、術後合併症[74]を起こすことなく順調に治癒・回復過程[75]をたどることができるよう実の多くのことを行います。

まず、全身麻酔をかけることで自力では呼吸できないほど肺の機能を低下させられたことや胸部と腹部に同時に臓器や組織の摘出・切除・再建という侵襲が加えられたことによって、身体に生理的反応を超えた異常が起きていないか、同時にどの程度回復してきているか、を知るために緻密な観察[76]と刻々と変化する生命徴候（バイタルサインズ）の測定[77]を行います。

体温、脈拍、呼吸数、血圧、動脈血中の酸素飽和度[78]などを観察し、示している数値から異常が起きていないか、侵襲からどれくらい回復してきているかを判断します。

今ではこれら生命徴候の値は、看護師が直接測定するというより自動的に測定できる自動監視装置が発達していて、モニター画面[79]に示されています。

看護師はそこに示される生命徴候の数値や波形をチェック[80]しています。異常値を示したとき警告のブザーが鳴る仕組みが備わっている器械もありますが、やはり器機に頼りっぱなしでは異常を見逃すこともあるため、原則は人間による観察[81]です。

自動監視装置が作動していても、決してこれだけに頼ることなく数値や波形を確認しながら看護師は必ず患者さん自身が感じているかもしれない違和感などを確かめることも忘れてはいません。その観察行為[82]自体が患者さんに対するケアとなるからです。

また、看護師は患者さんの身体に触れて汗をかいていないか、異常はないかなど観察し、結果をアセスメント[83]して清拭や着替えなど必要な日常生活行動の支援につなげています。

様々な医療機器の管理を行う

次にドレーン（管）の観察と管理です。抜けてないか、曲がってないか、閉鎖してはいないか、ドレーン内にある排液が澱んではいないか、患者さんの背中の下に敷き込まれて患者さんが背中がころころした気持ち悪さを感じていないか観察します。

ドレーンが閉鎖したり抜けてしまっては手術の目的を達成させることができないという深刻な問題が起きてしまうからです。しかし、治療には不可欠であってもこのドレーンが、Gさんの身体の動きをぎこちなくさせ、あるいは制限してしまいます。

自動監視装置と身体をつなぐコード（線）[84]もGさんの身体の動き

を制限してしまいます。ドレーンやコードが抜けないよう、それでいてＧさんの体動がドレーンやコードによって制限されないよう可能な限り自由に保てる位置にきれいに整理して、またＧさんがこのことで不快さを増すことがないようベッド周囲の環境を整えるべく、看護師は注意深く行動します。

同時にドレーンからどのようなものが排出されているか、その性状、量、色、臭いなどをきちんと観察し計量します。

胸に入っているドレーンが一定の圧力で作動しているかについても観察し圧力が低下しているようであれば水を追加し、低圧持続吸引器という器機を監視・操作します。

万一、出血が起きたり、悪臭がするようなものが排泄されたりした場合には、術後の異常なサインですから、すぐに医師に連絡して適切な対処をします。

さらに、看護師は人工呼吸器を監視[85]しています。これは命に直結する重要な働きです。

術後の全身状態を把握するために必要となる血液検査[86]のために採血をして検体を検査室に提出したり、術後合併症を予防するために不可欠となる胸のレントゲン撮影がうまくいくよう診療放射線技師と力を合わせてＧさんの体位を整えます。

そしてさらに、このような状態にあるＧさんの場合も、髪を洗い、身体を洗い、着物を着替えていただくことはまったく同じです。とりわけ今後は歯磨きを行って口腔内を清潔に保たなくてはいけません。

また、集中治療室ゆえに昼夜の区別なく器械の音[87]がしたり灯かりを消せない状況にあるため、人為的に昼夜の区別をつけて睡眠を確保し、ベッド周囲の環境を整え、日中はベッドの向きなどを変えることで外の景色や太陽の光が目に入るように配慮します。

一時ではあっても声が出ないＧさんと意思疎通がはかれるよう、文字盤[88]などを使用して工夫します。

「観察」の重要性について

ナイチンゲールは、「看護婦に課す授業の中で最も重要でまた実際の役に立つものは、何を観察するのか、どのように観察するのか、どのような症状が病状の改善を示し、どのような症状が悪化を示すか、どれが重要でどれが重要でないのか、どれが看護上の不注意の証拠であるか、それはどんな種類の不注意による症状であるか、を教えることである」[22]と述べ、観察の重要性を説いています。

続いて「観察は、雑多な情報や珍《めずら》しい事実をよせ集めるためにするものではない。生命を守り健康と安楽とを増進させるためにこそ、観察をするのである」[23]と観察の目的を明言しています。

さらに「良い看護[89]というものは、あらゆる病気に共通するこまごましたこと、および一人ひとりの病人に固有のこまごましたことを観察すること、ただこれだけで成り立っているのである」[24]と述べて観察すべき内容について規定しています。

「ところで看護婦は、これと同じように、患者の顔に現れるあらゆる変化、態度のあらゆる変化、声の変化のすべてについて、その意味を理解《すべき》なのである」[25]と述べ、変化を捉え意味を捉えていくというどのように観察すべきなのかについても提言しています。

事例で示した看護師の行動は、ナイチンゲールが提言した観察の重要性・観察の目的（看護的観察の視点）、観察すべき内容、どのように観察すべきであるかについての提言をそのまま忠実に実践しています。

手術療法[90]や麻酔方法[91]などナイチンゲールの時代とは比べものにならないほどの発展を遂げた現在にあっても、事例で示した食道がん手術後の患者さんの看護的観察の視点や内容が全く同じであることに、ナイチンゲール看護論の普遍性をみることができます。

さらにナイチンゲールは以下のように述べています。

「内科医あるいは外科医はたぶん1日に1回ないし2回、回数は同じではないだろうが、指示[92]**、それも一般的には条件つきの指示を出す。看護婦は24時間をすべて、その条件を理解しつつその指示を実施しなければならない」**[26)]

「いつも内科医や外科医がその場にいるわけではない。そこにいる看護婦は観察と思考とにおいて訓練された力をもっていなければならない。そうでなければその指示を遂行できないわけである。彼女の失敗によって患者の生命が失われたり、長い後遺症が出てきたりする」[27)]

19世紀半ばの指摘とは思えないほど現在の状況とまったく同じです。

手術という治療の目的が十分達せられるには、術後の管理やケアが不可欠となります。

看護師は、交代勤務[93]をしながら24時間患者さんの一番近いところにいて、生命徴候（バイタルサインズ）の観察・測定・判断・報告を行い、医療機器を操作し、同時に生活環境[94]を整え日常生活行動の支援を行いつつ生命力の消耗を最小限にして命を守っているのです。

補註
supplementary note

57. 観察

看護の領域で観察というときには、体温計や血圧計などの測定器具、あるいは看護師自身の五感（特に、観る、触る、嗅ぐ、聴く）を用いて、あることを判断したり、意思決定したり、行動に移したりするために必要不可欠な事実（情報）を得ることをいう。

看護を実践するためには、事実を把握し、それに基づき、その人に何をどのようにすれば良いのか判断して実践することは不可欠なことであるため、観察は看護における基本的かつ重要不可欠な技術である。

具体的には生命の維持に直結する血圧・脈拍・呼吸音・心臓の音・腸の音などは聴覚を用いて、脈拍数などは触覚を用いて、呼吸臭や体臭は臭覚を用いて、顔色や皮膚の色などは視覚を用いて得る情報である。

58. 侵襲

生物の正常で安定したバランスを乱す有害な刺激に対して引き起こされる生物の反応をいう。人間にとって典型的な侵襲は手術や麻酔、外傷などであるが、感染や腫瘍も侵襲となる。

59. 術後管理

手術は、治療としては優れているが、反面、人間の正常で安定した身体のバランスを乱す（「侵襲」が加わる）治療方法である。

術後管理とは、手術の後、手術や麻酔によって乱れた身体内部の状態をできるだけ早く正常で安定した状態に戻すために行われるあらゆる判断、それに基づいて行われる医療処置、看護ケアをいう。

60. 気管切開部

何らかの原因で通常の呼吸ができなくなった時、本来の気道口である口もしくは鼻孔とは別に、気管の前面の一部とその上の皮膚を切開して息ができる気道口を新たに設け、そこに気管カニューレという筒状の器具を挿入して口や鼻に代わって呼吸をする気道口を確保することを気管切開という。この気管カニューレが挿入されていている部分を気管切開部という。

61. 人工呼吸器

何らかの原因で自分の力では呼吸ができなくなった場合、呼吸を補助する医療器械のことである。通常は気管内に空気が漏れないように、チューブかカニューレを挿入し、普通の大気圧より高い圧力（陽圧）で空気を気管から肺に押し込むことで呼吸を助ける仕組みがとられる。

62. 吻合

血管、腸管、尿管など管腔になっている臓器をつなぎ合わせることを吻合《ふんごう》という。筒状のものを筒状のままつなぐことである。これに対して筋肉組織や脂肪組織、皮膚などを縫い合わせることは縫合《ほうごう》という。血管壁や腸管壁も縫合できる。つまり、通常は縫合（縫い合わせる）ことによる吻合が多いが、縫合しなくても（接着剤や特殊な器具の使用）吻合は可能である。

また縫合というと針と糸というイメージがあるが、最近では小さなホッチキスの針のようなもので一気に縫合し、吻合してしまう「自動吻合器」が用いられることが多い。

63. ドレーン（頸部 J-VAC®）

ドレーンとは「排水管」のことであり、生体に用いられる場合は、手術の際にこれを体外から体内に誘導し、体内にたまった血液や浸出液、各種排液を体外に排出させる目的で留置することが多い。

ドレーンからの排液はサイホンの原理や毛細管現象で自然排出も可能であるが、ポータブル低圧持続吸引システムである J-VAC® サクションリザーバーのように排液袋に内蔵したバネの圧力により安定した陰圧で体内にたまった血液などの液体を接続的に吸引することが可能な器具を用いれば、ドレーン効果が高まるとともに感染予防の面でも有利である。

64. 胸腔ドレーン

胸腔内に挿入するドレーンのことである。胸腔内に溜まった血液・膿《うみ》、空気などを体外に排出させるために挿入される。

他の部位のドレーンと大きく異なるのは、胸腔内は通常陰圧に保たれることで、肺が膨張する仕組みになっていることから、単に溜まった血液や膿を体外に排出させるだけでなく、肺が常に膨張できるように－10cm から－15cm 水柱圧くらいの陰圧をかけておく必要があることである。

65. 持続硬膜外麻酔

硬膜とは中枢神経（脳と脊髄）を覆う膜（髄膜）のもっとも外側の固い膜である。硬膜外腔《こうまくがいくう》とはその硬膜より外（体表に近い部分）のスペースであり、通常はここに背部から、脊椎（背骨）の隙間を通して、直径 0.5mm 程度の細いチューブを挿入し、留置して、そこから局所麻酔薬を注入することで、チューブの先端付近のレベルの脊髄神経を麻痺させ、鎮痛効果を得ることができる。

持続硬膜外麻酔とは、麻酔薬がチューブを通して持続的に注入されることで持続的な鎮痛効果が得られる方法である。

66. 中心静脈栄養

中心静脈とは心臓に最も近い部分の太い静脈のことであり、通常は上大静脈と下大静脈をさす。体外から細いチューブを挿入し、先端をこの中心静脈付近に留置することで、末梢の静脈（普通の静脈注射や点滴が行われる血管）に投与したのでは、血管を傷害する可能性のある浸透圧の高い（多くの糖分を含む）輸液が投与可能になる。

これが中心静脈栄養であり、通常の点滴では投与不可能なカロリーの高い輸液を行うことが可能となった。一般には鎖骨の下にある静脈や頸静脈から入れることが多い。経口（口からの摂取）では栄養がとれない場合、あるいは消化管を安静にするために食べてはいけないとき、必要な栄養を確保するために行われる。

67. 胃管チューブ

鼻腔か口腔から咽頭・食道を通して、胃内まで挿入した管のことである。ここから胃液を体外に排出させる目的に使う場合と、ここから胃内に食物や栄養成分を投与する経路として用いることがある。

長期に使う場合は口腔からでは固定も困難で、口腔衛生も保てないため、通常は左右どちらか 1 つの鼻腔を経由して胃まで挿入する。

68. 腸瘻チューブ

腸管内に細い管を入れ、通常はここから栄養物を投与する経路として用いる。腸瘻《ちょうろう》とは腸の内宮と皮膚がつながっている状態をさす。

小腸内に鼻や口からチューブを挿入することは距離も長く、腸も良く動くことから難しく、普通は、簡単な手術により、腹壁から腸に直接栄養を注入できるよう、腹壁から腸に管を挿入する。この点が、食物や栄養成分を投与する経路として用いる胃管チューブとは異なる。

69. 末梢の静脈

末梢とは身体の中心ではない部分ということで、中心静脈ではない静脈をさす。末梢の静脈には、皮膚のすぐ下に存在し、皮膚を通して青白く見える皮静脈（例：橈側皮静脈）と同名（同じ名前）の動脈と一緒に皮膚から遠い深いところを走行する静脈（例：上腕静脈）がある。

一般には、皮膚表面からも走行がわかる前者の皮静脈が静脈ラインを確保しやすく、通常の点滴や静脈注射に用いられることが多く、これのみを末梢静脈と称することも多い。

70. 深部静脈血栓症

深部静脈とは深部の動脈と並んで体の深部を走る静脈のことをいう。特に下肢の深部静脈は、立位の場合、心臓まで血液を環流するには、1m程度の水柱圧に打ち勝つ必要がある。普段の生活では歩くこと、走ることなどで下肢の筋肉が収縮し、これが筋肉奥にある静脈を圧迫し、逆流を防ぐ静脈弁の存在と相まって、血液が心臓まで還流しているが、何らかの原因で長時間下肢の動きが少なくなったとき、静脈血の還流が障害されることがある。

そうなると静脈内に血液が停滞し、通常では血管内では凝固しない血液が凝固し、血栓を形成することがある。これを深部静脈血栓症と呼び、今いったような理由で普通は下肢に多い。術後のベッド上安静に加えて、手術の影響による凝固系の変調や脱水などの要素が重なり、術後に下肢の深部静脈血栓が生じることが多い。

このため近年その予防策が各種講じられている。また、こうした患者が、安静を解かれて歩き始めると、できた血栓（血液の塊）が血流にのって下大静脈→右心房→右心室→肺動脈→と肺に行き、肺動脈塞栓による肺梗塞（肺に血流がゆかなくなり、呼吸が出来なくなる）を生じ、生命に関わることがある。

なおよく耳にする「エコノミークラス症候群」も同じ病態である。

71. 空気圧迫装置

空気を送ることで身体を圧迫できるようになっている器具。

72. 間歇的

持続的の反対語である。一定の時間をおくことをいう。

73. 診療放射線技師

厚生労働大臣の免許を受け（国家資格である）、医療機関において放射線を用いた検査・治療を業務とする医療職である（p.95 の補註 28「診療放射線技師」の項を参照）。

74. 術後合併症

順調な術後経過においては起こりえない症状や疾患の総称である。主なものとして無気肺、感染、出血、腎不全などがある。

これらは、患者の栄養状態、手術や麻酔の方法、手術や麻酔に要した時間、術後いつ頃から歩いたかなどの状況が複雑に絡み合って発症する。

75. 治癒・回復過程

手術や麻酔という侵襲から生体がもとのようにバランスを取り戻していく過程をいう。

76. 緻密な観察

念入りに、必要な情報をすべて確実に得ることをいう（p.65 の補註 57「観察」の項を参照）。

77. 生命徴候（バイタルサインズ）の測定

vital sings（バイタルサインズ）のことである。vital とは、生きているという意味であり、sings とは徴候であるため、vital sings（バイタルサインズ）とは生命徴候と称している。生命徴候とは主として、血圧、脈拍、呼吸、体温をさすが、厳密には生きている証となるものすべてであり、意識、皮膚や爪の色、反射、排尿、排便、血液や体液の状態などすべてをさす。

したがって生命徴候（バイタルサインズ）の測定とは、血圧、脈拍、呼吸、体温の値を把握し、意識状態や皮膚や爪の色、反射、排尿、排便、血液や体液の状態など、人間が生きている証となることすべてを把握することをいう。

78. 動脈血中の酸素飽和度

人間の命は、鼻・口から吸い込んだ酸素が人間の動脈内を流れる動脈血の中に取り入れられ、血液中のヘモグロビンと結合し、全身に運ばれることによって維持されている。しかし血液中の酸素量が一定レベルを下回ると、立ちくらみ・めまい・卒倒などの症状が起き、最悪の場合生命の危険すら起こり得る。

動脈血中の酸素飽和度とは、酸化ヘモグロビン（酸素がくっついているヘモグロビン）が全体のヘモグロビンの何パーセントあるかを示す値で、普通は 95% から 100% である。この数値は肺がどのように効率的に酸素を血液中に取り入れているかという肺機能を示す重要な指標となる。

79. モニター画面

モニタリングをするために必要な情報（数値や波形）を表示する画面。

80. 生命徴候の数値や波形をチェック

モニター画面に表示された血圧、脈拍、呼吸、体温の値を確認、把握し、心電図がどのような波形を示しているか確認すること。異常値や異常な波形を知らせるためにアラーム機能を備えた機器が多い。

81. 人間による観察

コンピューター装置が血圧、脈拍、呼吸、体温の値を把握し、把握した値をモニター画面に表示するため、表示された結果を把握することでバイタルサインズを把握することは可能である。

これに対して人間による観察とは、コンピューターに任せるのではなく、看護師が自分の手を使って実際に血圧計を用いて血圧を、自分の指で脈拍を、自分の目と聴診器で呼吸を、体温計を用いて体温の値を測定し、意識、皮膚や爪の色、反射、排尿、排便、血液や体液の状態などを自分の目で確認することをいう。

82. 観察行為

観察するためにとる行動。

83. アセスメント

一般的には「査定」「評価」「分析」などと訳される。観察によって得られた情報（事実）の関連性を考えながら、その情報が何を意味しているのかを分析し、必要な看護ケアを明らかにすることをいう。

84. 身体をつなぐコード（線）

自動血圧測定装置にしても、動脈圧測定装置にしてもセンサー（バイタルサインを感知する部分）とそのデータを分析・表示する監視装置との間を通常は有線で結び、電気信号としてこれを伝えている。

患者が重症化し、各種の生態情報を持続的に観察する必要が高まると、必然的にこうしたコード（線）は、多くなる。これ以外に各種カテーテルやチューブ、中心静脈ライン、末梢血管ラインなど生体につながる細い管も増えるため、身体を動かしにくくなる。

85. 人工呼吸器を監視

人工呼吸器が正常に作動しているかを常に確認すること。

86. 血液検査

血液に含まれている細胞やさまざまな物質の状態を調べることで身体内部の状態を知ろうとすること。

一般的には赤血球や白血球などの細胞の量を調べる検査（血算）と、血清中の各成分を調べる検査（血液生化学検査）が代表である。

87. 器械の音

人工呼吸器の音、深部静脈血栓症予防のための下肢間歇的圧迫装置のモーターの音、など医療器械が発する音をいう。

88. 文字盤

さまざまな理由で声を出すことができなくなった人のために開発されたもので、一枚の板に 50 音が書かれていて、患者が眼球の動きを利用して目でそれを追っていくのを読み手が読んだり、患者が指で文字を押さえて意思を伝えたりするものである。
透明文字盤・白地文字盤などがある。透明文字盤は読み手が反対方向から文字を見ることができるため、理解しやすい。

89. 良い看護

ナイチンゲールは良い看護（Good nursing）と記述している。前後の文脈から考えて「良い看護」とは、患者の一人ひとりの個別性を見抜き、それに対応した看護であると主張していると読める。

90. 手術療法

疾患に対する治療方法の1つであり、通常「手術」といわれることが多い。元来、手術といえば、術者が直視下で臓器や組織を自分の手を用いて摘出・切除・再建する治療方法をさしていた。
しかし、内視鏡や画像診断技術の発達に伴い、最近では身体内部を開かず侵襲の少ない鏡視下手術・血管内手術などが多く行われるようになってきた。このことから、現在手術療法という用語がさし示す内容は、かつての用手的・観血的治療手段だけではなく、鏡視下手術、血管内手術など、多様化している。

91. 麻酔方法

薬剤を用いて一時的に痛みや臓器の反射を消失させることを麻酔といい、麻酔方法には大きく分けて全身麻酔法と局所麻酔法の２つがある。
前者は意識消失を伴うが、後者は無痛効果と意識的な運動の消失を得るだけで意識消失は伴わない。

92. 指示

さしずすることである。医師の指示とは、本来は医師が行う医行為（医業）を、診療の補助ができる医師以外の医療者に代行を依頼する場合、何をどのようにするのかを伝えることを指示という。口頭指示と書面での指示があるが、医療事故防止のためにも後者が望ましい。

93. 交代勤務

24 時間連続した勤務、あるいは長時間の勤務が必要な場合、労働者が交代することで必要な連続した勤務を行うことをいう。法的には労働基準法第 32 条において関連条文が示されている。

交代勤務をどのようにするかその方法はまちまちであるが、24 時間患者のそばにいる看護師は 2 交代、もしくは 3 交代の勤務をしている。

94. 生活環境

生活している人間を取り巻く空間、またそれに含まれるものすべてをさす。また生活環境は人間に影響を与え、逆に人間から影響を受けるため、生活環境と人間とは相互作用関係にあるといえる。生活環境には様々なものがある。

具体的には、空気や水などの化学的環境、光や音などの物理的環境、動物・植物などの生物的環境がある。療養生活を送っている人にとっての身近な生活環境とは、病室、自宅の部屋などであり、生活環境は健康時のそれに比べて狭くならざるを得ない。

また人間は、温度・光・騒音などに敏感に反応することもある。生活環境と人間とは相互作用関係にあることから、看護師が患者の生活環境を整えることは患者のあり様を左右するため非常に重要である。

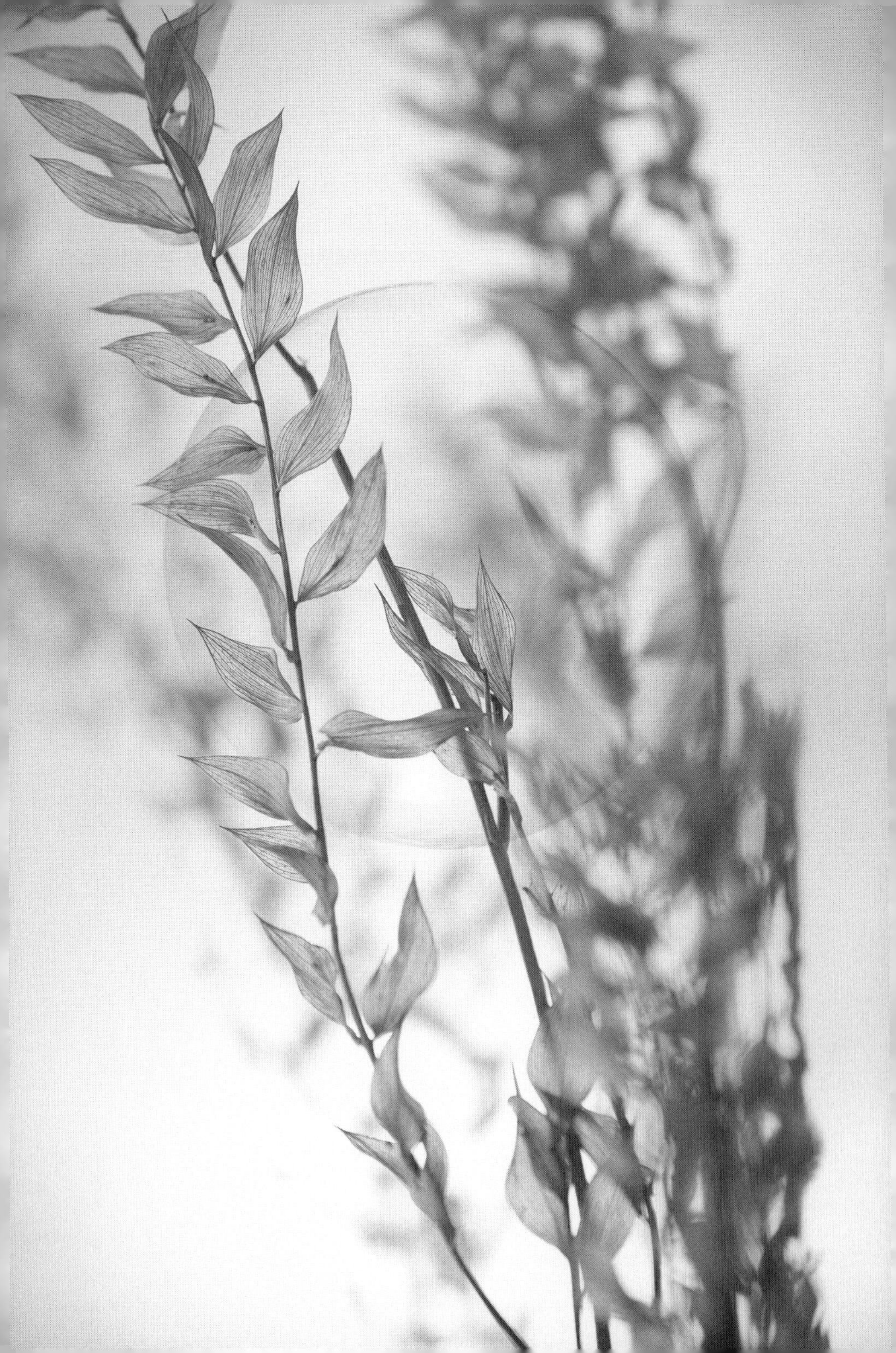

むすび

臨床・地域のクリニック・自宅で展開される看護の現実をいくつかの事例をお示しすることで紹介しました。お読みいただいたようにナイチンゲールが提唱したことと本質的にはまったく同じことを現在の看護師も行っているのです。

つまり、日常の細々した生活行動の１つひとつを整えることにより、人間がもっているすばらしい自然治癒力が十分に発揮できる状態を創り出し、ひいては人間の命を守り、人間の生きる力を強めているのです。

その活動を一言で言うなら「命を守り、暮らしを支える」といえるでしょう。

ナイチンゲール看護論から「看護とは何か」について大いなる示唆を得ている現在の看護師はこういう仕事をしているのです。

【引用文献】

1) 系統看護学講座別巻９、看護史、p.105～106、医学書院、2005.
2) フローレンス・ナイチンゲール：看護覚え書、湯槇ます他訳、現代社、改訳第６版、p222、2010.
3) 前掲書２)、p14～15.
4) 前掲書２)、p158.
5) 湯槇ます監修、薄井坦子、小玉香津子他編・訳、ナイチンゲール著作集第２巻、「病院覚え書」、p229、現代社、1992
6) 前掲書２)、p145.
7) 前掲書２)、p145～146.
8) 前掲書２)、p 146～147.
9) 前掲書２)、p64.

10） 前掲書 2)、p160.
11） 前掲書 2)、p222.
12） 前掲書 5)、p233.
13） 前掲書 2)、p113.
14） 前掲書 2)、p115.
15） 前掲書 2)、p159 ～ 160.
16） 前掲書 2)、p37.
17） 前掲書 2)、p38 ～ 39.
18） 前掲書 2)、p231.
19） 前掲書 2)、p237.
20） 前掲書 2)、p128.
21） 前掲書 2)、p220
22） 前掲書 2)、p178.
23） 前掲書 2)、p210.
24） 前掲書 2)、p197.
25） 前掲書 2)、p228.
26） 前掲書 5)、「病院の看護と健康を守る看護」、p139.
27） 前掲書 5)、「看護婦の訓練と病人の看護」、p77.

第2章

看護の専門性とは

医師や他の専門職と異なる看護のオリジナリティ

当初は全女性に向けて看護がなすべきこと・なせることについて発信したナイチンゲールでしたが、“良い看護”を行うには教育を受ける必要があると看護学校を設立しました。専門職としての看護がスタートしたのです。

他の医療専門職とは異なる看護の優れた専門性とは、患者さんの一番近いところにいて常に人を全体的存在として捉える視点を持ち、日常生活行動の支援（療養上の世話）と診療の補助業務の両方を両立させ融合させたケアを提供することです。

それゆえ看護師は、患者さんやご家族の代弁者、あるいは権利の擁護者として医療チーム内で発言します。

このような看護ケアの真髄を看護師自身が自覚し、誇りを持って実践に移していかねばなりません。

第２章では、事例Ｋさん（卵巣がん終末期にあるＫさん）の受け持ち看護師と医療チームの活動の実際を通して、看護が医師や他の医療専門職とどのように異なっているのかを法制度を含めて説明することで看護の専門性について述べます。

看護師と他の医療専門職との協働

ここでは、卵巣がんターミナル期（終末期）[1]にあるＫさんの受け持ち看護師[2]と医療チームの活動の実際をとおして、看護師が医師や他の医療専門職（以下、医療職とします）とどのように異なっているのかを法制度を含めて説明することで看護の専門性について述べてみたいと思います。

看護師の判断と医師の判断

ある患者さんのケースから──【Ｋさんの場合】

30代後半のＫさんは、卵巣がんのため化学療法を受けています。

Ｋさんの入院後、病棟看護師は、Ｋさんのレジメン[3]を注意深く確認し、抗がん剤の投与の順番、投与時間など定められた内容にしたがって確実に投与しています。

起きると予測される吐き気・嘔吐、発熱などの症状を常にモニタリング[4]し、それらが起きたときには速やかに医師の指示を受けて症状緩和のための薬剤を投与し、血液検査がオーダーされたときには採血をして検体[5]を提出しています。

また、医師が投与ルート[6]を確保するときにはＫさんのそばにいて腕の保持をしながら声をかけています。抗がん剤投与中には薬剤の血管外漏出に注意しています。

Ｋさんは、もはや自分だけでは日々の生活を創り出すことはできず、日常生活行動のほとんどを他者に依存しなければならない状況にあり、担当看護師は、毎日の清拭や更衣の支援、抜けていく髪の毛に対処することで、Ｋさんに可能な限り快適な療養生活を送っていただけるよう支援しています。

とりわけＫさんは毎日髪を洗う習慣を持っておられたため、脱毛した頭皮を毎日清拭し、Ｋさんの気に入っているバンダナをきれいに巻いています。また、オピオイド[7]でコントロールしているとはいえ、がん性疼痛[8]が出現してはいないか、副作用としての便秘などは起きていないか日々観察しています。

しかし、がんの進行は抑えられず、主治医は「死期が迫っている」と本人及び夫に伝えました。その知らせに衝撃を受けながらもＫさんと夫はこれからのことについて話し合いました。

自宅療養を希望するＫさんと夫

Ｋさんと夫が思いつめた表情で受け持ち看護師に伝えたことは、「治療は止めて退院し自宅で療養したい」でした。受け持ち看護師は重要な情報と判断し、ただちに主治医と病棟看護師全員に伝えました。

看護師たちは今こそ自宅療養に踏みきるとき、この時期を逃したら二度と自宅へ帰ることはできないと口々に言いました。しかし主治医は断固として退院の許可は出さないと主張しました。

受け持ち看護師は、二人で熟考した結論であるＫさんと夫の希望をなんとしても叶えたい、残りの時間を自宅で過ごせるよう支援したいと考え、主治医が強く反対する理由は何なのか、自宅療養が可能になるには何が必要なのか、退院後誰とどのようにつながっていなければならないかなど、退院を阻む理由と逆にそれを可能にする必要条件をレポート用紙に列挙してみました。

1 退院を阻んでいるのは主治医が退院を許可しないことであるが、その理由が不明

2 自宅療養を可能にするには、自宅での疼痛管理が可能になることが不可欠

3 自宅での急な病状変化に対応してもらえる地域の医療機関との契約が必要

4 日常生活行動を支援する訪問看護を依頼できる施設との契約が必要

がん看護専門看護師[9]がいる施設なら、その看護師に直接相談できるのですが、この施設には勤務していません。

看護師は、まず病棟看護師長に、Kさんと夫の希望を叶えたい、そのためにはどこから行動を始めるのが適切か、退院に必要となる条件等をまとめたレポート用紙を提示しながら相談しました。看護師長は、関係者に集まってもらい、それぞれが考えていることを十分に表出してもらいましょう、交渉は私が引き受けますとアドバイスしました。

看護師長の呼びかけにより、主治医、緩和ケア医[10]、メディカル・ソーシャル・ワーカー[11]、そして病棟看護師長、受け持ち看護師が一堂に会しました。

関係者の話し合い

司会は看護師長です。

「Kさんとご主人は、治療を止めて退院し、自宅療養したいと強く希望されています。なんとしても希望を叶えたいという私たち看護師と、退院は認められないという主治医の○○先生との間で意見の対立が起きています。

このことについてKさんの医療に関係する皆さんそれぞれのお考えやご意見を出していただき、対立しているこの状況に適切な折り合いをつけたいと考えています」

「主治医としては、現在の疼痛コントロールが自宅で継続できるか見通しが立たない、それと急変時の対応の段取りも必要。また、いったん退院したら入院が必要な状態になったときベッドを確保することができるかどうか保証できない。そうなればKさんの医療に責任が持てない。こういう理由で退院には反対である」

「緩和ケア医としては、自宅で過ごせるようフェンタニル貼付剤（経皮吸収型）[12]にオピオイドローテーション[13]可能と考える。麻薬施用者免許[14]をもつ医師がいる地域のクリニックと処方できる薬局があり、貼付剤の交換方法を夫に指導することがきれば痛みのコントロールは可能である」

「メディカルソーシャルワーカーとしては、Kさんの自宅がある地域の訪問看護ステーションと緊急時に対応してもらう医療機関を探し交渉する。あの地域にはクリニックと訪問看護ステーションがいくつあり、すぐに交渉できるので可能だと考える。麻薬施用者免許をもつ医師がいるはずだ」

「受け持ち看護師としては、化学療法だけにエネルギーを注ぐ毎日ではなく、Ｋさんとご主人の残された時間をお二人にとって意味ある時間にしていただくためにぜひとも希望を叶えたい。

ご主人も食事のこと身体を拭くことなど勉強して対処すると言われている。フェンタニル貼付剤にローテーション可能であれば痛みのコントロールができ、QOLは維持できると考える。

地域の訪問看護ステーションや医療機関には医療情報提供書[15]を医師と受け持ち看護師が詳細に書くことでつなぐことができると考える」

「看護師長としては、再入院時のベッドの確保については診療科を問わない共通ベッドシステム[16]を活用すれば対処できると考える。主治医が反対する理由は他のメンバーからの提案で全て解決の見通しが立つ。したがってＫさんの希望通り退院を認めていただきたい」

じっと考えていた主治医は、周辺条件が整った時点でＫさんの化学療法を中止し、自宅療養に移行すると決断しました。

「では、□□先生にはオピオイドローテーションをお願いします。メディカルソーシャルワーカーの△△さんには、クリニックと訪問看護ステーションとの交渉をお願いします。

状況が整ったら看護師長の私に連絡して下さい。○○先主、詳細な医療情報提供書を作成して下さい。看護師ももちろん看護に関する情報提供書を作成します。

また、フェンタニル貼付剤の交換方法、清拭や更衣など身の回りの世話についても看護師がご主人に指導します。本日はありがとうございました」

退院できると伝えられたＫさんとご主人は、「会いたい人に会って、伝えたかったことを伝えるなどの身辺整理をする時間をもらえた」とたいそう喜ばれました。

補註
supplementary note

1. ターミナル期（終末期）

もはや健康障害からの回復の見込みがなく、生命の維持が困難で死が差し迫ってきたと予測される時期をいう。ターミナルという用語の語源はテルミス（terminus：境界）であることから、この用語は死の瞬間ではなく死に至るまでのある一定の期間のことをいう。

医療においては、あらゆる治療を行ってもかえってそれらの治療が不適切な結果をもたらすようになった状態をいう。余命を数値で示すことは困難ではあるが、余命6カ月以内と予測される時期をいうのが一般的である。

2. 受け持ち看護師

患者の入院時点から退院までの期間、継続してその患者の看護に責任を持つ看護師をいう。看護師は交代勤務をするため日々の担当看護師とは区別される。受け持ち看護師には、医師の治療計画を踏まえたうえで、患者やその家族と話し合い、患者のニードに合わせた看護計画を立てることを求められる。

療養過程において患者の病状やニードの変化が生じたときにはそれに柔軟に応じ、看護計画を適時評価変更する。そうすることによって、その日の担当看護師がその看護計画を基本において看護を行うことが可能になり、交代勤務をしていてもその患者に対する看護の共通理解が可能となり、一貫した看護ケアを提供できることになる。

3. レジメン

使用する薬剤の組み合わせや投与量、投与のスケジュールなどを記述した治療計画書のことをいう。

4. モニタリング

ある状況を継続的に監視することをいう。たとえば体温や血圧などの値を継続的に記録し、異常がないか監視することである。

5. 検体

検査のために患者から採取した少量の材料（サンプル）のこと。医療においては、身体の組織の一部、血液、尿、便などの一部が検体に相当する。

6. 投与ルート

正確には、薬剤の投与経路一般をさし、内服、経皮、筋肉内注射、動脈内などの投与ルートもあるが、実地臨床では、最も確実で効果の安定した投与経路である経静脈経路を確保する際に「投与ルート」を確保すると表現することが多い。

具体的には、皮膚の上から静脈内に留置した針やカテーテルによって確保された静脈内への薬剤投与経路をいう。

7. オピオイド

植物のケシ（オピウム）から抽出した麻薬の一群をさす。体内のオピオイド受容体に結合することにより、痛みが脊髄や脳へ伝達されることを遮断し痛みを抑える（鎮痛）効果を主作用とする薬の総称である。臨床ではモルヒネやその仲間だと考えて差し支えない。

8. がん性疼痛

がんが引き起こす痛みをいう。通常の痛みは、炎症性の疼痛（風邪のときの喉の痛み）、侵害受容器性疼痛（ナイフで指を切ったときの痛み）が多いが、がんによる痛みはこれに加えて神経そのものががんによって傷害を受ける痛み（神経障害性疼痛）も加わり、疼痛緩和が困難なことが多い。

9. がん看護専門看護師

日本看護協会専門看護師認定審査に合格し、複雑で解決困難な看護問題を持つ個人、家族及び集団に対して、水準の高い看護ケアを効率よく提供するための、がん看護分野の知識及び技術を深めた者とされ、1996年より認定が開始された。専門看護師は、大学院博士前期課程（修士課程）で養成される。

10. 緩和ケア医

がんに伴う身体や心の苦痛に対する治療を専門とする医師をいう。主としてがん性疼痛緩和を担うが、不安や抑うつなどの心の苦痛を和らげることも専門としている。

11. メディカル・ソーシャル・ワーカー

社会福祉の専門職の1つ。医療（メディカル）領域のソーシャル・ワーク（社会的：ソーシャル）に支援を必要とする人に働きかける（ワーク）人をさす。主として病院の医療相談室や医事課などに所属し、長期入院のための医療費や生活費に困っている患者に対して保険や治療費の減免制度の活用に向けた支援を行ったり、退院後の福祉施設の選定や在宅ケアサービスの調整など、社会復帰に向けた支援などを行う人のことをいう。

特別な資格を求められるものではないが、医療と福祉をつなぐ専門職として活動するためには、国家資格である社会福祉士の資格があるのが望ましい。

12. フェンタニル貼付剤（経皮吸収型）

フェンタニルはオピオイド系鎮痛薬であり、がん性疼痛を緩和する目的で使われる薬である。貼付剤とは文字通り、注射や飲み薬ではなく、皮膚に張り付けて使用する鎮痛薬であり、皮膚からフェンタニルが吸収されて効果を発揮する。

モルヒネによる副作用が強い場合も使用可能なことが多く、オピオイドローテーション（下記の補註13参照）によく用いられる。

13. オピオイドローテーション

何らかの理由で現在使っているオピオイド系鎮痛薬を他のオピオイド系鎮痛薬に変更することをいう。一般には、副作用の軽減・回避、鎮痛効果の改善などを目的として行われるが、入院から在宅での療養に移行する場合など、貼付剤のほうが管理しやすいために行われることもある。

14. 麻薬施用者免許

麻薬及び向精神薬取締法により、病気の治療目的で麻薬を使ったり、麻薬を処方することを認める免許である。麻薬は誰でもが取り扱うことはできない（許可されていない）薬である。

麻薬施用者免許は、医師、歯科医師、獣医師が麻薬施用者免許申請書と診断書を都道府県知事に申請して審査を受け授与される仕組みとなっている。

15. 医療情報提供書

医師が他の医師へ患者を紹介する場合に発行する書類である。紹介しようとする患者の症状・診断名・治療など現在までの診療の全容と紹介する目的などが書かれている。
　この書類を用いて他機関との診療情報の相互提供を行うことで、医療の継続性を確保し、無駄な検査を省き、一貫した診療が行われることが可能となる。

16. 共通ベッドシステム

　病床（ベッド）を診療科ごとに固定的に配分するのではなく、全診療科で利用可能な共通病床を導入する仕組みをいう。一方で、同一診療科の入院患者が複数の病棟に分散する事態が起きることがある。また、病棟によっては多数の異なる診療科の患者が入院することにもなり、専門的な看護という観点からはデメリットとなる可能性もある。
　しかし一方で、効率的な病院運営（病床稼働率の向上）につながる。緊急で入院が必要な場合でも、従来は診療科ごとの病床の私有化により空きベッドがあっても入院が難しいことがあったが、共通ベッドシステムを取り入れることで、診療科の別を問わずベッドがどこかの病棟で確保できれば患者は入院できるというメリットがある。

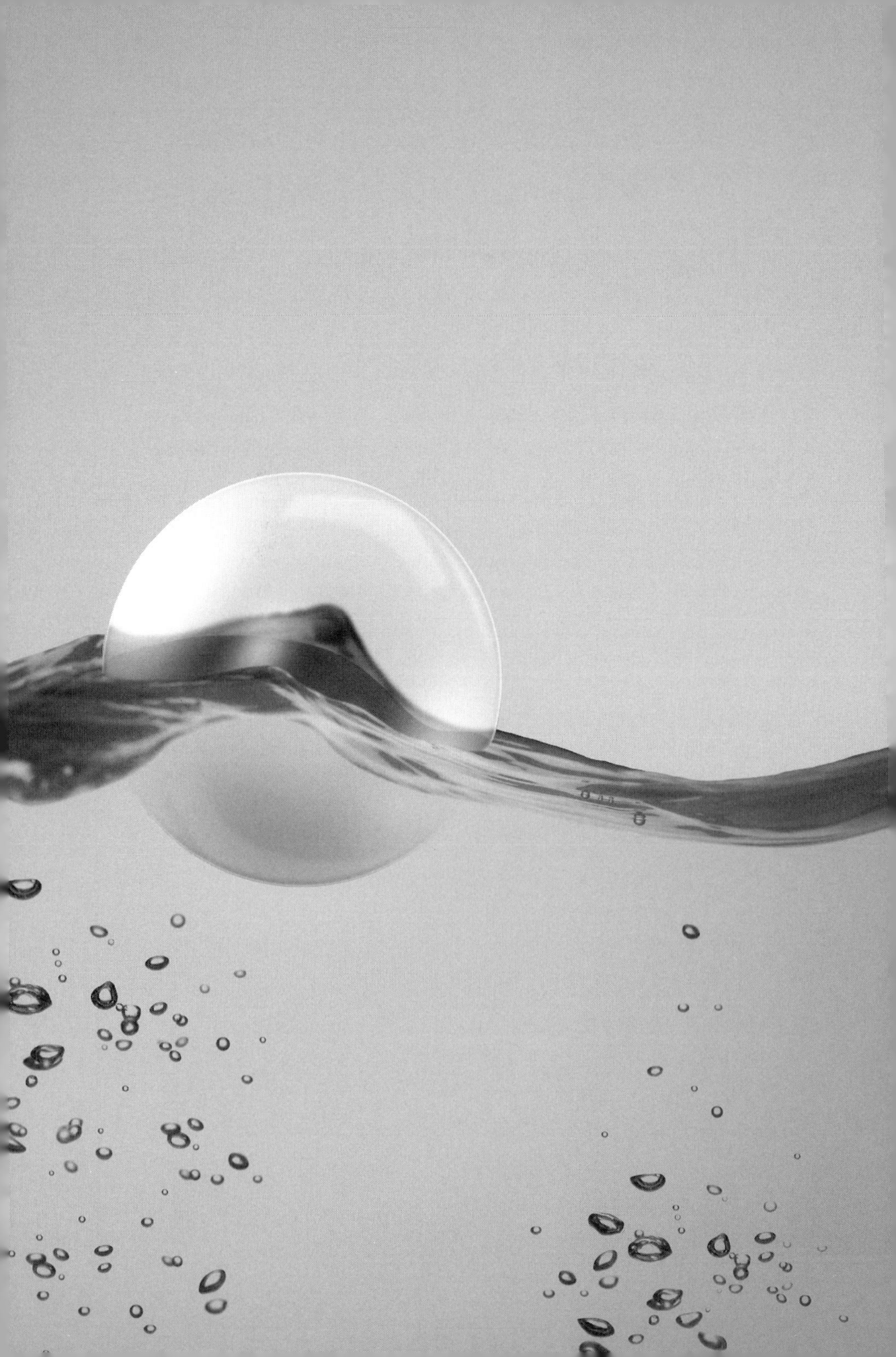

医師や他の医療職からみた看護の専門性

「診療の補助」と「療養上の世話」について

日本の法制度のもと看護師は、保健師助産師看護師法[17]（以下、保助看法と略します）において、以下のように規定されています。

第5条

この法律において「看護師」とは、厚生労働大臣の免許を受けて、傷病者若しくはじょく婦に対する療養上の世話[18]又は診療の補助[19]を行うことを業とする者をいう。

さらに、診療の補助については以下のとおり規定されています。

第37条

保健師、助産師、看護師又は准看護師は、主治の医師又は歯科医師の指示があった場合を除くほか、診療器械を使用し、医薬品を授与し、医薬品についての指示をし、その他医師又は歯科医師が行うのでなければ衛生上危害を生ずるおそれのある行為をしてはならない。ただし、臨時応急の手当てをし、又は助産師がへその緒を切り、浣腸を施し、その他助産師の業務に当然に付随する行為をする場合は、この限りではない。

つまり、「医師の指示」なしに「診療の補助」を行うことは禁止されています。このことは、Kさんに現れた有害事象を医師に報告し医師の指示を受けて症状緩和薬を投与していた看護師の行動に現れています。

これに対して「療養上の世話」についてはこのような制限規定は存在せず、Kさんに行っていた清拭や更衣に代表される「療養上の世話」を、看護師は医師の指示なしに行うことができるというのが一般的な理解です。

「医療職」とは

医療職というとき、そこに含まれる職種の法制度上の位置づけを図1に示しました。医師法第17条に「医師でなければ医業をなしてはならない」とあり、医業は医師の独占業務であると認められています。

また同法第18条では、「医師でなければ、医師又はこれに紛らわしい名称を用いてはならない」とあり、名称の独占も認められています。

医師の独占業務である医業（以下、医行為と称します）の一部を医師の指示を受けて担う職種を総称して「コ・メディカル（co-medical）」[20]といい、医師以外の医療従事者がこの範疇に含まれます。

ただし、薬剤師と歯科医師は図1に示したようにそれぞれ調剤と歯科医業を担う専門職として存在するため、一般にはコ・メディカルとは位置づけないようです。

コ・メディカルと位置づけるかどうかは、各職種の免許・試験・業務等に関する身分法に「医師の指示を受けて」という文言が入るかどうかで区分されているようです。

コ・メディカルと称される職種には、図1に示したように、臨床検査技師[21]、理学療法士[22]、作業療法士[23]、視能訓練士[24]、臨床

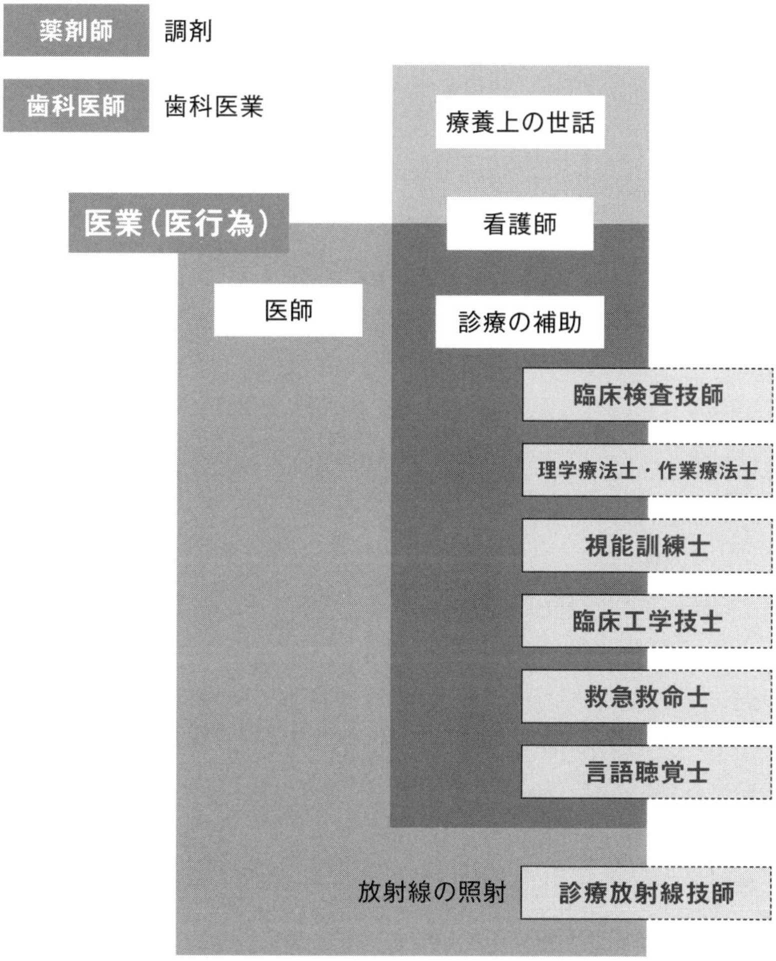

図1　医療職の法制度上の位置づけ *1)*

工学技士[25]、救急救命士[26]、言語聴覚士[27]、診療放射線技師[28]などが含まれています。

保助看法第5条の条文をふまえてこの図で第1にお伝えしたいことは、医行為の補助業務（診療の補助業務）はまず看護師に委ねられていることです。しかもその範囲は、看護師以外のコ・メディカルが担う業務までもカバーしているためかなり広いということです。

看護師ができること

したがって看護師は、医師の指示があれば臨床検査をしてもよいし、リハビリテーションをしてもよいし、医療器機を操作してもよいのです。ただし、放射線を扱うことはできないので診療放射線技師の業務とは重なりません。

そして図1で最も特徴ある看護師の位置づけは「療養上の世話」を担う職種であると示されていることです。

この「療養上の世話」が、第1章で紹介した細々とした日常生活行動の支援に相当し、法制度からみても他のどの職種とも重ならない看護師独自の役割であり、看護のオリジナリティであることは明白です。

したがって、医師や他の医療職の業務と看護師の業務との関係性とは、療養上の世話（日常生活行動の支援）という看護オリジナルな仕事を担うと同時にコ・メディカルの一員として医師から診療の補助業務を広く委ねられ、その両方を担うことができる医療職であるといえるでしょう。

両方を同時に担うことができるところに、看護の際立った専門性を見出すことができます。

補註
supplementary note

17. 保健師助産師看護師法

保健師・助産師・看護師の資質向上と医療及び公衆衛生の普及向上をはかることを目的として1948年に制定された法律である。当時の呼称は保健婦助産婦看護婦法であったが、2001年に呼称改正が行われた。

この法律は、保健師・助産師・看護師・准看護師の免許・試験・業務等に関する事項から成っているため身分法とも呼ばれている。

18. 療養上の世話

保健師助産師看護師法第5条において看護師の業務であると規定されている。同法第6条において准看護師の業務規定がなされていて、看護師の指示を受けて前条に規定することを行うとされていることから准看護師の業務にも含まれる。

療養上の世話とは、療養中の人々の食事・トイレ・入浴・洗髪・更衣など細々とした日常生活行動を支援することであり、他の医療職にはない看護師（准看護師を含む）の独自の業務である。

19. 診療の補助

療養上の世話と同様、保健師助産師看護師法第5条において看護師の業務であると規定されている。第6条において准看護師の業務規定がなされていて、看護師の指示を受けて前条に規定することを行うとされていることから准看護師の業務にも含まれる。

診療の補助とは、医師の指示を受けて医師が行う医業（医行為）を補助することをいう。

20. コ・メディカル（co-medical）

医療職のうち、その職種の免許・試験・業務などを規定する身分法において「医師（又は歯科医師）の指示の下に（指示を受けて）」という文言が入っている医療職をいう。

文献等によっては医師以外のすべての医療職をコ・メディカルと称している場合もあるが、本来は身分法において「医師の指示を受けて」という文言が入っているかどうかで区別される。

21. 臨床検査技師

臨床検査技師等に関する法律において「臨床検査技師」とは、厚生労働大臣の免許を受けて、臨床検査技師の名称を用いて、医師又は歯科医師の指示の下に、微生物学的検査、血清学的検査、血液学的検査、病理学的検査、寄生虫学的検査、生化学的検査及び厚生労働省令で定める生理学的検査を行うことを業とする者をいう。

22. 理学療法士

理学療法士法において「理学療法士」とは、厚生労働大臣の免許を受けて、理学療法士の名称を用いて、医師の指示の下に「理学療法」を行うことを業とする者をいう。

「理学療法」とは、身体に障害のある者に対し、主としてその基本的動作能力の回復をはかるため、治療体操その他の運動を行うよう促し、電気刺激、マッサージ、温熱その他の物理的手段を加えることをいう。

23. 作業療法士

作業療法士法において「作業療法士」とは、厚生労働大臣の免許を受けて、作業療法士の名称を用いて、医師の指示の下に、「作業療法」を行うことを業とする者をいう。

「作業療法」とは、身体又は精神に障害のある者に対し、主としてその応用的動作能力又は社会的適応能力の回復をはかるため、手芸、工作その他の作業を行うよう支援することをいう。

24. 視能訓練士

視能訓練士法において「視能訓練士」とは、厚生労働大臣の免許を受けて、視能訓練士の名称を用いて、医師の指示の下に、両眼視機能に障害のある者に対するその両眼視機能の回復のための矯正訓練及びこれに必要な検査を行うことを業とする者をいう。

ここでいう検査とは、視力、視野、屈折、調節、色覚などの検査である。

25. 臨床工学技士

臨床工学技士法において「臨床工学技士」とは、厚生労働大臣の免許を受けて、臨床工学技士の名称を用いて、医師の指示の下に、生命維持管理装置の操作（生命維持管理装置の先端部の身体への接続または身体からの除去）及び保守点検を行うことを業とする者をいう。

「生命維持管理装置」とは、人の呼吸、循環又は代謝の機能の一部を代替し、又は補助することが目的とされている装置をいう。

26. 救急救命士

救急救命士法において「救急救命士」とは、厚生労働大臣の免許を受けて、医師の指示の下に、救急救命処置を行うことを業とする者をいう。

気管チューブを用いた気道確保は看護師には許可されていないが救急救命士は許可されている。

27. 言語聴覚士

言語聴覚士法において「言語聴覚士」とは、医師又は歯科医師の指示の下に、嚥下訓練、人工内耳の調整その他厚生労働省令で定める行為を行うことを業とする者をいう。

言語聴覚療法とは、音声機能、言語機能、摂食・嚥下機能、または聴覚に障害のある者に対し、その機能の維持向上をはかることと言語訓練その他の訓練、これに必要な検査及び助言、指導その他の援助を行うことをいう。

言語聴覚士は医療機関だけでなく教育機関、保健福祉機関等で幅広く活動している。

28. 診療放射線技師

診療放射線技師法において「診療放射線技師」とは、厚生労働大臣の免許を受けて、医師または歯科医師の指示の下に、放射線を人体に対して照射することを業とする者をいう。

一般に病院では、レントゲンを撮る人、MRI 検査をする人として広く知られている。看護師は放射線を扱うことは許可されていない。

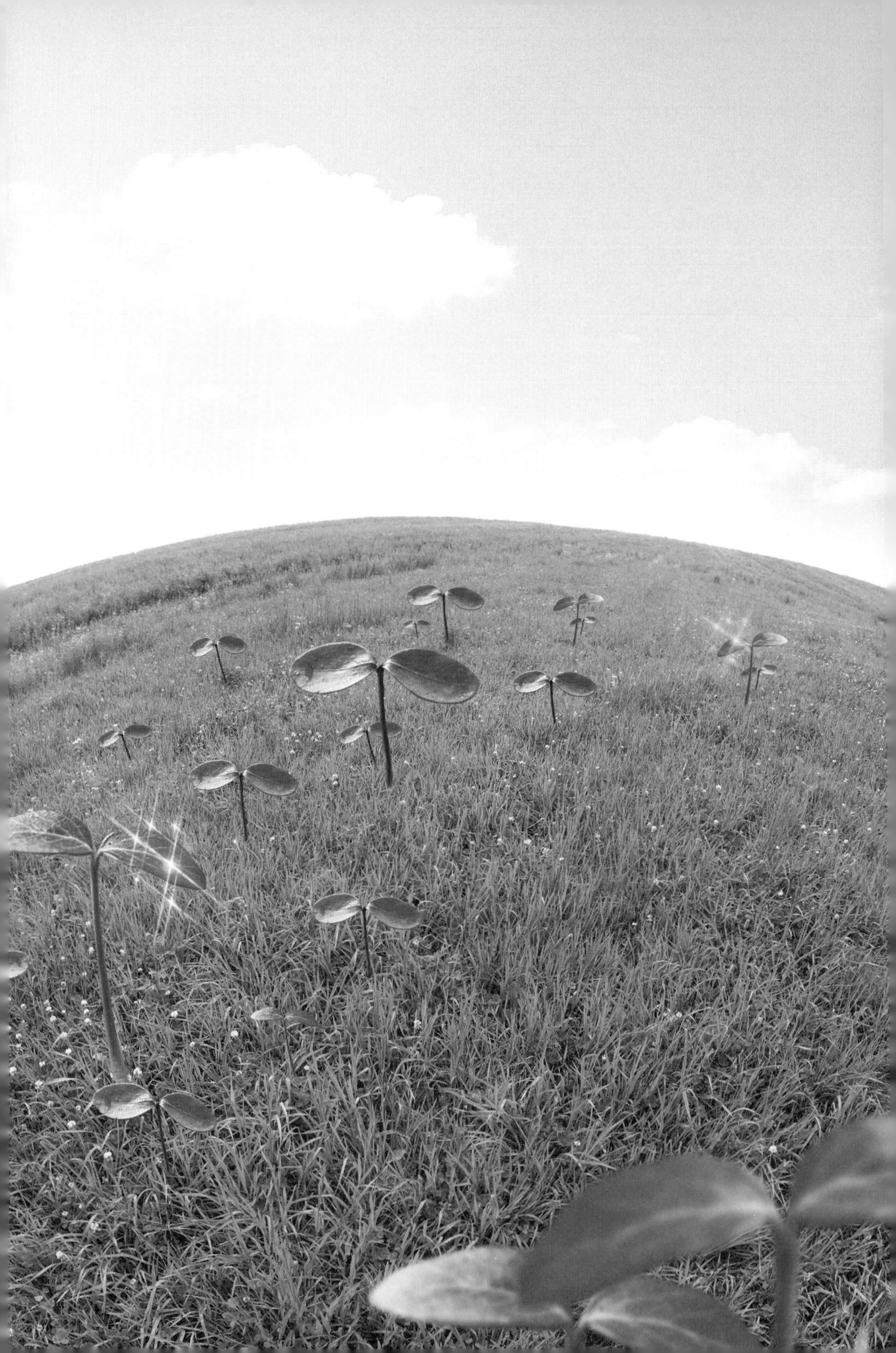

「日常生活行動の支援」がなぜ看護の専門性なのか

看護師と介護福祉士の違い

看護のオリジナリティは日常生活行動の支援であると主張すれば、それくらいのことなら専門家でなくても誰にだって十分できるありきたりの簡単な行為ではないか、わざわざ国家資格を持って行うほどのことではないと反論されるかもしれません。

また、現在、人々の日常生活行動を支援することをその業とする職種として介護福祉士が誕生しています。その人たちと何が違うのかという疑問が生じてくるかもしれません。

なぜ日常生活行動の支援なんて簡単なことと思われがちなのでしょうか。その理由は、人間は幼い頃から獲得してきた自分流のスタイルでもって自分の身の回りのこと、つまり、歯を磨くこと、髪を洗うこと、風呂に入ること、身体を洗うこと、トイレに行くこと、髪を梳かすことなどを、誰の助けがなくても簡単にやってのけているからです。

しかもそれは、いちいち意識されないほどにその人の中に組み込まれ習慣化されていているからです。

ところが、病気になったりけがをしたりすると、それにともなって生じる治療上の制約が加わったり身体の動きに制限が生じたり、さらには心身の不快感や苦痛から、それまで普通に当たり前のようにできていたさまざまな日常生活行動ができなくなったり、時には、他人の手を借りなければできない状況に置かれてしまいます。あるいは、全ての行動を他人の手に委ねざるを得ない状況に置かれる場合もあります。

このような状況に置かれた人の日常生活行動の支援となると、その人が長年にわたって確立してきた生活スタイルと抱えている病気やけがの状況や治療の状況を重ね合わせて、どのようにすればいいのかよく考えてから支援することが求められます。

第１章で紹介したＣさんやＤさん、ここでのＫさんの場合も看護師はそれぞれの普段の生活スタイルと病気の状況や行われている治療の状況を重ね合わせた日常生活行動の支援をしていました。

これに比べて介護福祉士のかたがたは、確かにその人の生活スタイルを考慮した日常生活行動の支援をされるのですが、病気やけがの状況や治療を重ね合わせるという点において責任を負う立場にはいないのです。ここが看護師と大きく異なるところです。

「日常生活の支援」の専門性とは

なんらかの理由によって自分だけでは日常生活行動ができなくなった人の日常生活を支援するのは専門家でなくてはいけないことについてヴァージニア・ヘンダーソン（Virginia Henderson）[29]は、「What is good for him?」と自問自答することを看護師に求めています[2)]。

またドロセア・オレム（Dorothea E. Orem）[30]は「Is it right for the patient?」とヘンダーソンの主張に倫理的要素を加えて判断し、実践するよう提唱しています[3)]。

この提言は、患者の日常生活行動を支援するには、相手の日常生活を知ることが始まりであり、それを出発点にしてその人にふさわしい支援を判断したうえで行うことが必要であることを意味しています。

「何が必要な支援であるかを見極めるすなわち知る力」や「どのような方法でその支援を行うことが最適であるかを判断する力」「必要性を見出した援助を適切に行える技術力」が求められるからこそ、日常生活行動の支援が専門家（看護師）の行うべき支援となるのです。

さらに、看護は病気になってしまった結果にだけ注目するのではなく、気づかないうちに病気へと至ったその人の生活の仕方にも注目します。

そのためには病気が再発しないよう健康の維持、増進、回復に向けて、その人が自分で自分の生活を健康な営みへと変化させていける力を身につけられるよう、そのやり方を学んでいけるように支援するという教育的な働きも担います。

このことも看護のオリジナリティとしての日常生活行動の支援であり、看護の専門的な大切な働きです。

補註
supplementary note

29. ヴァージニア・ヘンダーソン（**Virginia Henderson**：1897～1996）

1960年国際看護師協会から依頼を受け『看護の基本となるもの（Basic Principles of Nursing Care）』という小冊子を発表し、そこで看護の定義を「看護の独自の機能」として紹介した看護師・看護理論家である。また「人間の14の基本的ニード」という考え方も提言し、ヘンダーソンの看護の考え方は広く世界に普及した。1996年98歳でのヘンダーソン死去についてはニューヨークタイムス紙が大きく取り上げたほどであった。

ヘンダーソンは、1981年ワシントンの陸軍看護学校へ入学して以降、看護実践・看護学教育に携わり、コロンビア大学ティーチャーズ・カレッジでも学んでいる。

ヘンダーソンは、看護を次のように定義している。「看護師の独自の機能は、病人であれ健康人であれ、各人が、健康あるいは健康の回復（あるいは平和な死）に資するような行動をするのを助けることである。その人が必要なだけの体力と意志力と知識とをもっていれば、それらの行動は他者の援助を得なくても可能であろう。この援助は、その人ができるだけ早く自立できるようしむけるやり方で行う」と。そしてこの文中の「それらの行動」とは「14の基本的ニード」であると述べている。たとえば1. 正常に呼吸する、2. 適切に飲食する…などとしている（詳細は、p.203の補註13「14の基本的看護の構成要素」の項を参照）。

30. ドロセア・オレム（**Dorothea Orem**：1914～2007）

アメリカ合衆国メリーランド州ボルチモアで生まれた看護師・看護理論家である。ワシントンD.C.のプロヴィデンス病院付属看護学校で看護を学び資格を得た。その後アメリカ・カトリック大学で看護学士号を、1945年に同大学で看護教育の修士号を取得した。1976年には、ジョージタウン大学で理学博士の名誉学位を取得している。

「オレム看護論」は看護界においては広く知られており、なかでもその論の中で展開されている「セルフケア」という概念はオレムの独自性を人々の意識に植え付けた。

このオレム看護論は、1958～60年にかけて、オレムが合衆国保健教育福祉省でカリキュラムのコンサルタントとして実務看護師訓練を向上させるプロジェクトに携わっていた時に抱いた「看護の中心的問題とは何か」という問いへの答えとして生まれたものである。

オレムは、看護活動の焦点は個人のセルフケアに向けられること、とりわけセルフケア不足に焦点を向けることであると論じている。ここでいうセルフケアとは「自分の健康や安寧のために自分で行う行動」のことである。

オレムの考え方を平易にいうと、日々の生活において自分で自分のことができなくなった人々に、看護師がその一部を代償することでその人が生活できるようになるか、全面的に代償しなければならないか、あるいは支持や教育することでその人のセルフケアが可能になるかを見極めて、必要に応じて支援することが看護であるという考え方である。

ヘンダーソンもオレムも人々の日常生活行動に焦点を当てている点で共通性がある。

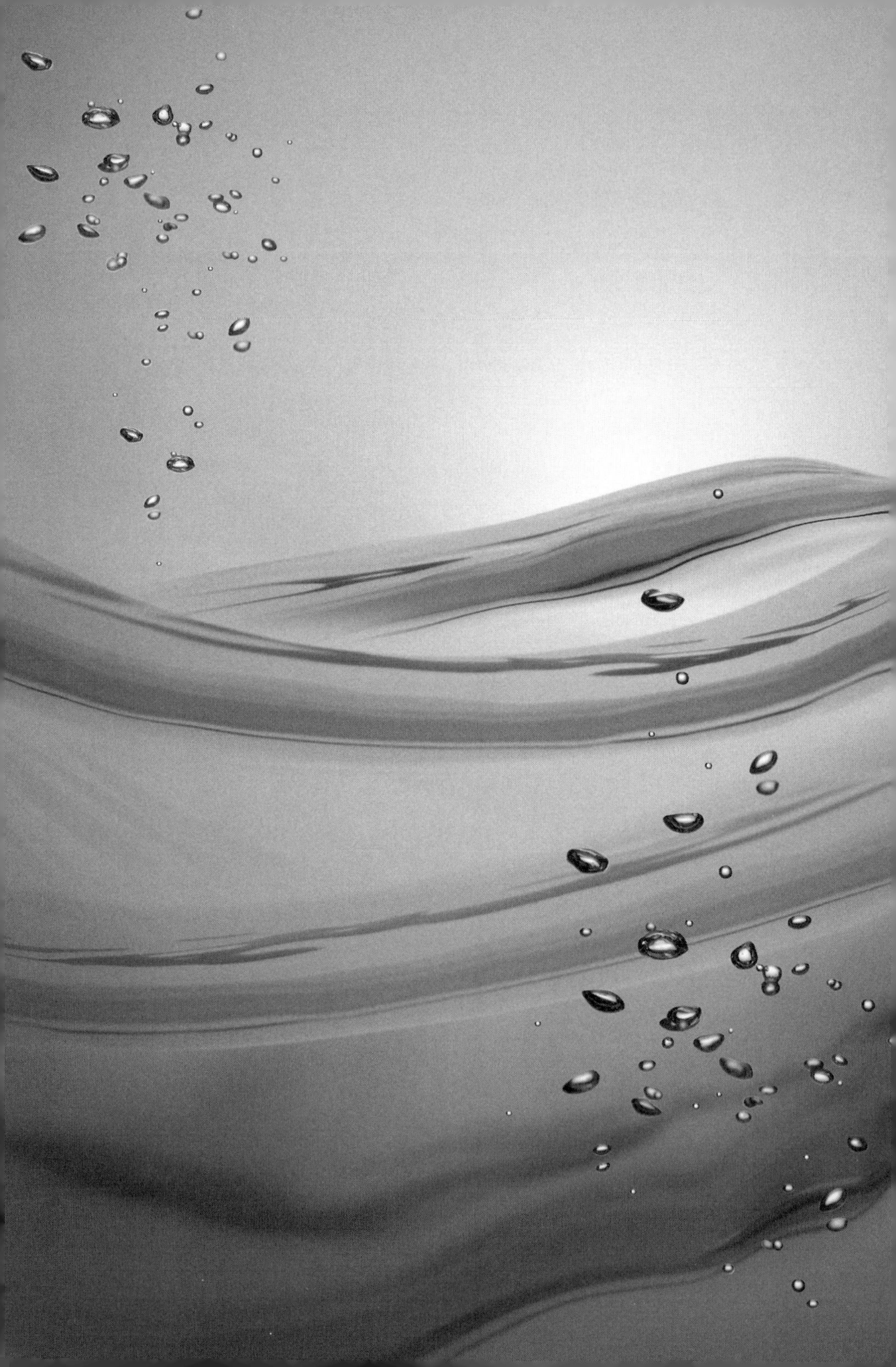

「診療の補助」が なぜ看護の専門性といえるか

診療の補助と日常生活行動の 支援を融合させたケア

看護師は保助看法に規定されているとおり「医師の指示」を受けて診療の補助業務を行っています。

そのためＫさんを日々担当する看護師は、Ｋさんのレジメンにしたがって確実に抗がん剤を投与しています。吐き気・嘔吐、発熱などの症状が起きたときには速やかに医師に報告し、医師の指示を受けて症状緩和のための薬剤を投与しています。採血もしています。

これらは看護師が日常行っている診療の補助業務のほんの　部ですが、こういった医行為を看護師は「医師の指示」を受けて行っています。

「診療の補助」は、本来的には医師が行う医行為の一部を補助することであるため、補助業務を看護師の専門性といえるのか疑問が生じるかもしれませんが、診療の補助業務の中にも確かな看護の専門性があるのです。

なぜなら看護師は、医師がＫさんの投与ルートを確保するときＫさんの腕の保持をしながら声をかけていたように、医行為を行うことに集中する医師の行為の介助をしながらも同時にその処置を受けている、あるいはその検査を受けている患者さん全体の状況を常に観察し、アセスメントし、寒くはないだろうか、不必要な緊張を強いられてはいないだろうか、苦痛な表情をすることで痛みを訴えてはいないだろうか、体位の保持はできているだろうか、と常に患者さんとその周辺環境に気を配り、細かい丁寧なケアを行っているからです。

つまり診療の補助と日常生活行動の支援という看護のオリジナリティとを相互につなげ融合させたケアをしているからです。

看護ケアを「どのようにするか」がポイント

一般に、何かを「する」というのではなく「どのようにするか」によって、行為の総称は同じであってももたらされる結果は異なってきます。以下にその例をお示しします。

子宮頸がんのために広汎子宮全摘出術[31]を受けてから３日目の患者さんです。

おしっこ出るようになって、導尿[32]の回数が減ったとき、廊下でね、受け持ち以外の人もね、すごいわって声かけてくれた、今の感じでね、もう少し頑張りましょうって、もうすぐ導尿卒業よって言って下さって励ましてくれたんです。

子供みたいだけど褒められると嬉しくて、励ましてくれているんでしょうね。それが嬉しいのよね。また頑張ろうって思えるんです。皆が私のこと気にかけてくれているんだもの。看護師さんが励ましてくれているっていうか、大事にしてくれるとやっていける。

看護師はこの患者さんのその日の担当看護師ではなかったのですが、朝の引き継ぎの時にすでにこの患者さんの導尿回数が減っているという情報を得ていました。

廊下でその患者さんとばったり出会ったとき、この情報を使って、この患者さんの導尿回数が減っている、つまり、術後排尿障害が改善していることをこの患者さんに話し、すごいわと共に喜び、今の感じでねと、患者さん自身の努力を認めて、もう少し頑張りましょうと目標に向かう気持ちを後押しし、もうすぐ導尿卒業よと達成感を増幅させていました。

声をかけられた患者さんは、目標達成の可能性を身近に感じられ、もう少しだという自信が持て、術後の排尿障害という問題解決への意欲を高めていました。

ところが、同じ「排泄」に関連するケアであっても、

導尿の時ね、ちょっとしたことなんだけど、消毒液たくさん使うとき、終わった後で拭いて下さらなかったとき、台からおりると内股をその液が伝わって足の下まで流れるのよね。冷たい液がタラって流れるあの瞬間、もう本当に惨めで。

ぽろっと涙が流れてね。がんになって負け犬のような気持ちにもなって、人生の敗北者みたいな気持ちになるときがあるのよ。そんななのに、こんな惨めなことがあると、奈落の底に突き落とされるような、はい上がれないような気持ちにもなるんですよ。

がんになった者でも、最大限の敬意をもって接してほしいんです。大事にしてもらいたい、個人を尊重してもらいたい、からだは傷つき、心も傷つき、でもどんな状況でもやっぱり人間ですから。

たとえ看護師が排泄のケアをしたとしても、そのケアによって奈落の底に突き落とされたという気持ちになり、惨めだと涙を流し、支援者であるべき看護師に怒りを感じてしまう場合もあるのです。

このような結果になってしまった理由は、導尿が、それを受ける者

にとって「羞恥心」「痛み」「不快感」「緊張」を伴う苦痛な行為であることを、看護師と患者さんとの相互関係の中で共有できていなかったこと、また看護師が「患者さんは恥ずかしいだろう、痛いだろう、気持ち悪いだろう、緊張するだろう」と共感できておらず、その結果、個人として尊重した配慮ができなかったためだと推察できます。

このように、同じ日常生活行動の支援であっても、その看護ケアをどのように行うかによってケアの受け手にもたらされる結果は異なってきます。

「看護の視点」を組み込んだ「診療の補助業務」

次に輸液[33]という診療の補助業務においても看護の視点を組み込んで行うことでケアの受け手にとっては日常生活行動の支援となることを実際の例で説明します。

顔色が悪く活気のない男性がクリニックを受診しました。医師は200mlの輸液を行うことを決めました。それは治療ですが、200mlの輸液を受けながら過ごす時間帯はその患者さんにとってかけがえのないその日の生活の一部です。

看護師は考えました。この人がこの時間をどのように過ごすのが最もふさわしいかを。

ヘンダーソンが指摘しているように、その人の生活の流れ（the stream of life）[34]の中に位置づけて考えなければなりません。看護師は活動するエネルギーが少なくなっているように見えるその患者さんから睡眠に関する情報を収集しました。

身体の具合が心配で数日間ほとんど眠っていない状態でした。医師がオーダーした薬剤の内容を確認したところ、滴下速度が厳密に求められる薬剤ではないことがわかりました。看護師は、医師も看護師もいる今の状況は患者さんにとって一

番安心できる環境だろうと判断し、ゆっくりと滴下するように意図的に調整し、その時間を患者さんが安心して眠ることができる睡眠時間に仕立てようと考えました。

薬剤の準備をし、ベッドを整え、部屋の明るさや掛け物を調整し、最も安楽な腕の位置を確かめ点滴を始めました。注射針が入っている側の腕の保温を行い、何も心配せず、眠ってよいこと、点滴は看護師が責任もって管理することを伝えました。

約２時間、患者さんは安心して寝息を立てながら眠りました。抜針後十分な止血をして温かいタオルで腕を巻き緊張をほぐし、肘関節の屈曲・伸展運動を３回行いました。患者さんの顔には笑顔が戻り、「ああ、久しぶりによく眠りました」と足取り軽やかに帰って行かれました。

このケースのように、輸液そのものを行うだけでなく、輸液を受ける時間帯はその人の生活時間であるとの捉え直しを看護師が行わなければならないと考えます。

この薬剤が間違いなく患者さんの血管から身体に入りさえすればそれで良いというのであれば、医師の補助という最小限の目的は果たせるかもしれませんが、それだけの発想ならば、療養上の世話をする能力を持ち合わせている看護師が輸液に関わる意味がなくなってしまいます。

輸液を文字通り医行為の補助に終わらせるのか、日常生活行動を支援する看護師のオリジナリティを生かしてその人の生活の中での輸液の意味を捉え直したケアを行うのか、ここは大きなわかれ道だといえるでしょう。

診療の補助業務と看護のオリジナリティである日常生活行動の支援（療養上の世話）の両方を担うことができる看護師が、病気と治療と生活とを両立させ融合させたケアを提供することこそ、他の医療職とは異なる看護の優れた専門性であるといえます。

看護師にしかできない活動であり、看護ケアの真髄です。

補註
supplementary note

31. 広汎子宮全摘出術

子宮頸がんに対する手術方法の１つであり、進行した子宮頸がんの治療として用いられる。この手術方法は、「広汎」という用語に象徴されるとおり、子宮だけでなく、子宮を支えている基靭帯やがんが浸潤していると考えられる膣上部、骨盤腔内のリンパ節も摘出される。卵巣や卵管等の付属器は、がんの進行状況によって摘出される場合もされない場合もある。

32. 導尿

何らかの原因により自力で自然排尿ができなくなった場合、外尿道口から滅菌された細い管（カテーテル）を、尿道を通して膀胱まで挿入し、膀胱内に貯留した尿を人工的に体外に排出（排尿）させることをいう。

33. 輸液

主として水分補給のために、ボトルやパックに入っている液体を人間の静脈内に入れる（注射する）ことをいう。通常は量が多いことから吊り下げたボトルやパックから持続的にゆっくりと静脈内に投与されることが多く、患者や家族は「点滴」と呼んでいることが普通である。水分補給以外に電解質の補正や、栄養の投与を目的とすることも少なくない。

34. 生活の流れ（the stream of life）

人間の生活はさまざまな行動が順序性をもってつながりあって成り立っていることをいう。端的には、目覚めてから眠るまでの時間の連続性においてその人が生活行動をつなげて生活しているその様をいう。

したがって、いま目に見える現象はそれより前に起きていたこととのつながりがあって起きていることであり、また今起きている現象はその後の生活行動に影響を及ぼすという考え方を持つ必要がある。

仮に入院している場合、医師の治療だけで看護のケアが提供されなかった場合、患者は日常生活を成り立たせる１つひとつの生活行動を満たすことができず、生活の流れを創り出すことすらできなくなる。

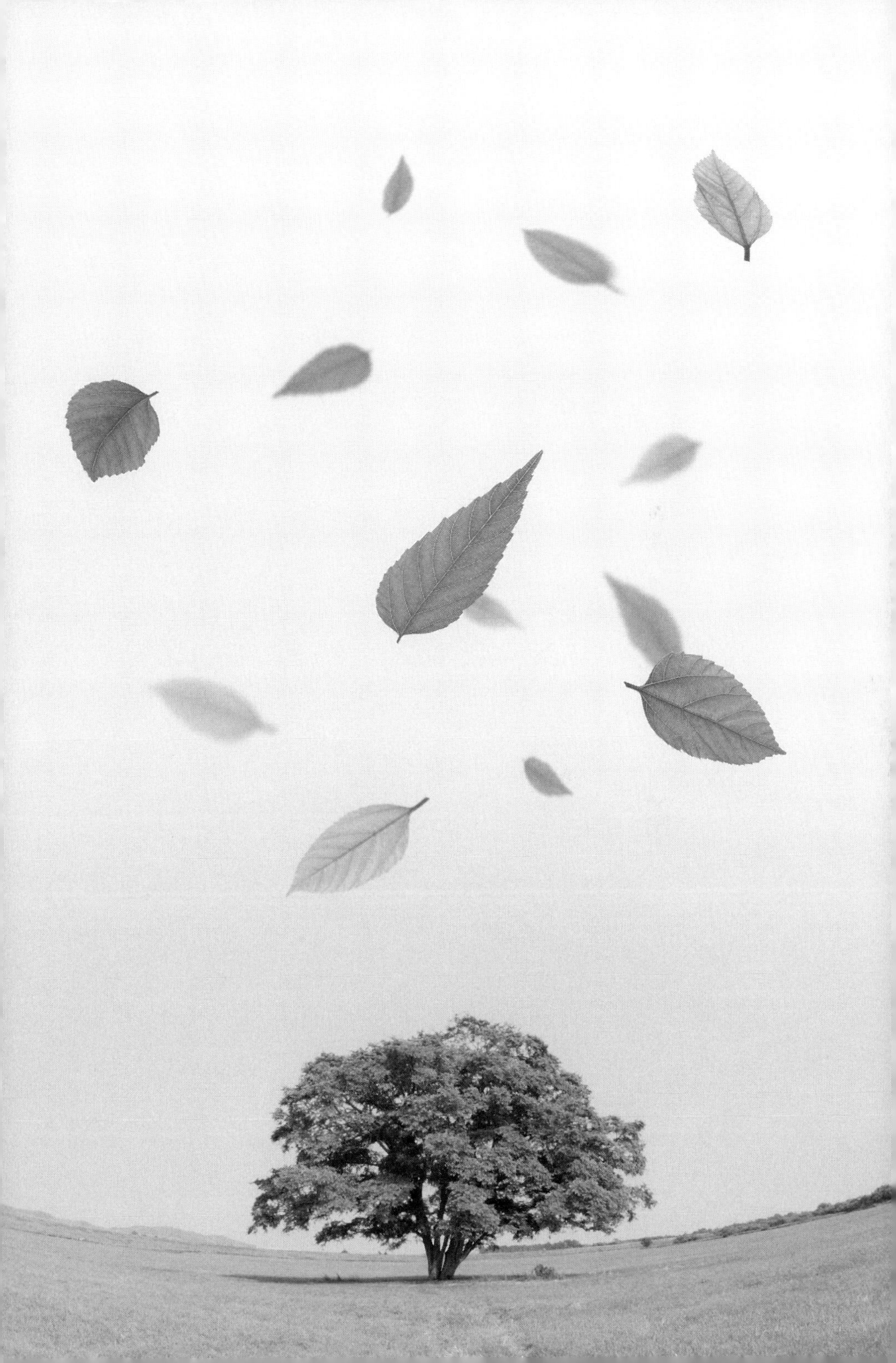

人を“as a whole”として捉える

看護のオリジナルな視点

「療養上の世話」と「診療の補助」とは決して二分される仕事ではなく、いつも看護師の中では相互に関連づいた仕事として存在し、これこそが看護ケアの真髄であると述べました。

このような独自の仕事をしていくために看護師が持ち合わせている特徴ある視点があります。それは、その人の部分・部分にのみに注目するのではなく、人を全体的存在[35]として（as a whole）捉えるという視点です。このことも医師や他の専門職と異なる看護のオリジナリティです。

人間をその人全体として存在する人（as a whole）と捉えずして、その人の日常生活行動を支援していくことなどできようがありません。看護師として診療の補助業務を遂行することもできません。

では、人を“as a whole”として捉えるとはどのようなことをいうのでしょうか。

人間を全体的存在としてみる4つの視点

人間は全体的存在であると明言したのはマーサ・E・ロジャーズ[36]（Martha E Rogers）とシスター・カリスタ・ロイ[37]（Sister Callista Roy）です。

ロジャーズは、看護の関心は人間の全体性にあると述べ、英語表記では unitary human と表記されています[3)]。ロイは、全体的人間(total person) といい、統合された存在として機能する (function as one unified being) と述べています[4)]。

看護師が人間を全体的存在として捉えるには少なくとも４つの視点からの理解が重要と考えます。

- **第１には、生物学的ヒトではなく人間という前提から、身体的・精神的・社会的・スピリチュアル[38]な側面が統合された存在であると捉えること**
- **第２には、誕生から死までの時空の中の今を生きる人という前提から、その人の生活の文脈に位置づけて「今」を捉えること**
- **第３には、社会的文脈の中で生きる人間という前提から、家族や友人などの重要他者(significant others)[39]を含めて看護の対象とすること**
- **第４には、医療職が医学モデルにしたがって病気を外側から再構成するもの、つまり単一の客観的な病理学[40]的診断名を示す“disease”だけではなく、当事者にとって内側から経験されたもの、つまり個々人の多様な主観的経験として語られる病いを意味する“illness”の理解を重視すること**

の４つです。

しかし、よく考えてみるとそんなに難しく考えることはないように思われます。

自分自身のことを考えてみれば人間が全体的存在として、つまり身も心も切り離せない存在として生きていることは容易に気がつくことです。

日々の生活において頭が痛くなればやる気も起きず、気持ちまで沈んでしまいます。また、やる気を持って頑張ろうと意気込んでいても急な腹痛に襲われれば気持ちは一気に萎えてしまい、痛みとの闘いだけに陥ってしまいます。

気がかりなことがあれば眠りにくくなり、そうなれば仕事の効率は上がらなくなり、イライラしたり、食欲が落ちたりして、様々なことに影響が出始めます。

このように、身体を病むことは、それだけにとどまらず、心細さや人の世話を受けざるを得ない恥ずかしさや情けなさ、不安、自尊心

episode 3　**as a whole**

進行性膀胱がんと診断された40歳代の男性患者さんは、膀胱を全て摘出して回腸の一部を尿管とつなぎ、腹壁から尿を出すような手術をしなければならないと医師から伝えられました。患者さんは、しばらく考えさせてほしいと言われ、医師への返答を保留されました。

その人は大変おしゃれな人で、病室で着るパジャマに至るまで細かく気を配る人でした。医師から治療方針を伝えられてから3日後に「先生、手術は受けないでおこうと思います」ときっぱりと返答されたのです。医師は絶句しました。「手術は受けない…。この状態で…。なぜですか？」と半信半疑の様子で質問しました。

「がんであること、手術が必要であることは先生の説明でよくわかりました。でもどうしても受けたくないんです。お腹からおしっこが出るようなからだになってまで生きていこうとは思えないんです。

を傷つけられるなど、様々な感情を引き起こし、そのためにその人全体が病んでいくということにつながります。

人間は、心身統一体として多くの人との相互関係の中で相互作用を繰り返し生きている存在です。

人をas a wholeとして捉えるとは、こういうことをいうのだと思います。

お腹におしっこを受ける袋を付けると、おしっこが溜まってくるでしょう。そうしたら袋が膨れて、好みのピタッとしたズボンもはけなくなります。自分らしくなくなってしまうんです。自分の男としての美学に沿わないんだ、どうしても。

先生や看護師さんからみれば何言ってんだ命がかかってるんだぞ、ということでおかしいことかもしれないけど到底自分には耐えられない。みんな命のほうが大切だと言うし、しかも長生きするのがいいと言うけど、人によって大切なものは違う。自分らしくなくなっても生きていくなんていうのは受け入れられない。このまま退院させてほしい。妻も納得してくれている」。

大変な迫力で言われました。

あの時の患者さんの判断を、単純に良し悪しで評価してはならないと理解できたような気がしたのは、何年も後になってからのことでした。

補註
supplementary note

35. 全体的存在

人間のあり方を論じる考え方であり、人間とは、身体的、心理的、社会的、スピリテュアルな側面が複雑に関連づいた存在である、という考え方を示す表現である。

他の専門職と異なる看護ならではの視点と述べたが、医師の中でも領域によってはよってはこの視点で診療する場合もある。

36. マーサ・E・ロジャーズ（Martha E Rogers：1914〜1994）

アメリカ合衆国テキサス州ダラスで生まれた看護師・看護理論家である。テネシー大学で科学を学んだ後に看護学校で看護を学び、ジョジー・ピバティ大学で看護学士号、コロンビア大学ティーチャーズ・カレッジで看護学修士号を、ジョンズ・ホプキンス大学で理学博士号を取得している。

ロジャーズは、幅広い領域について学んで得た知識を基礎に、人間を「ユニタリ・ヒューマン（unitary human）」と定義した。このようにロジャーズは、人間とは何かという哲学的問題を論じた看護師・看護理論家である。

37. シスター・カリスタ・ロイ（Sister Callista Roy）

アメリカ合衆国テキサス州ロサンゼルスで生まれた看護師・看護理論家であり、現在ボストンカレッジ大学院教授である。マウント・セントメリーズ大学で看護学士号を、カリフォルニア大学ロサンゼルス校で看護学修士号、社会学士号を、哲学博士号を取得した。また、聖ヨセフ・カロンデレ修道会のシスターでもある。

ロイは、適応という概念を人間理解に結び付け「ロイ看護論―適応モデル序説」として自らの看護の考え方を提唱した。

ロイは、人間を生物的、心理的、社会的側面を有する統合的な全体的存在（total person）と捉え、変化していく内部の環境や外部の環境に適応していく存在であるという基本的見解を示した。

『ロイ適用モデル第３版』（The Roy Adaptation Model 3rd Edition）の改訂では、人間の捉え方が、個人からより大きな集団・社会へと広がりを持ってきている。大きな変更点として、集団としての適応という考え方がより明確に加えられている。

これまで、個々の人間の適応システムを説明するのに、生理的様式、自己概念様式、役割機能様式、相互依存様式という４つの適応様式が提示されていたが、それらを集団に対応させたときに、どう記述されるのかということが大幅に追加されている。

38. スピリチュアル

スピリチュアリティ（spirituality）の形容詞形であり、日本語に訳さずこのまま用いるのが一般的である。スピリチュアリティとは、人間の尊厳、存在意味、生きる意味などをいうが、なかなか日本語におき換えにくい用語である。文献によれば、スピリチュアリティとは自己の存在を超えた超越的、絶対的、超時間的なものを限りなく求める欲求、及び自己の存在が死で終ろうとするが、自己の存在の究極的意味や価値、目的を捉えたいという欲求と示されている。

39. 重要他者（significant others）

血縁関係はないが、その人にとって大切で、かけがえのない人で、その人に大きな影響力を持っている他人のことをいう。

40. 病理学

病因（病気の原因）や病態生理（病気の時の体のしくみ）から病気の成り立ちを探る医学の一分野をいう。

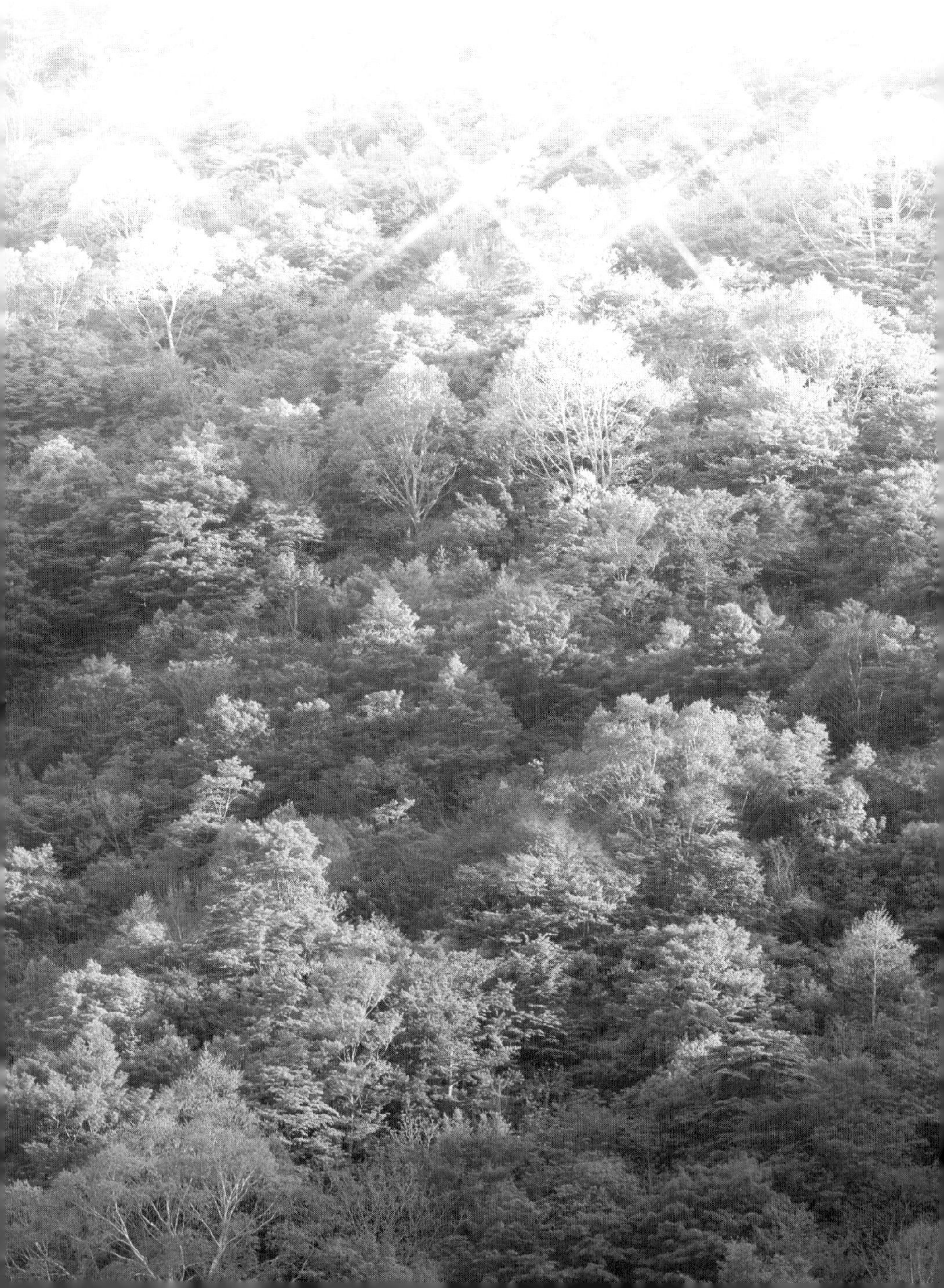

医療チームにおける看護の専門性

看護師が担う「調整」の役割

医療が専門分化され高度化されていくにしたがって、一人の医師ですべての医療が担える時代ではなくなっています。

患者さんやご家族を中心に据え、さまざまな職種がそれぞれの役割を分担し、チームを組んで医療にあたることをチーム医療[41]といい、その役割を担う者の集団を医療チームといいます。

医療チームは決して固定しているものではなく、解決しなければならない問題が何であるかによってそれに相応しい職種がチームを組みます。

Kさんの場合は、主治医、緩和ケア医、退院調整担当のメディカル・ソーシャル・ワーカー、そして病棟看護師長、受け持ち看護師で構成しましたが、状況によっては理学療法士や言語聴覚士、医療職ではなくても栄養士などが加わることもあります。

しかしいずれの場合もチーム医療が成果をあげようとするとき、ただ集まれば良いのではなく、チームを作りチームを動かす調整役が不可欠となります。

この調整役を担うことができるのがKさんの受け持ち看護師の行動でお伝えしたように看護師なのです。なぜなら看護師は、人を全体として存在する人（as a whole）と捉え、療養上の世話と診療の補助という両方の役割を一体化させて担うことができる医療職として存在しているからです。

また24時間交代勤務をしながら患者さんの一番近いところで仕事をする職種は看護師以外には存在せず、しかも患者さんにもっとも近いところで患者さんのことを一番よく知っている医療職だからです。

Kさんと夫が、死期が迫っていると医師から伝えられた衝撃を抱えながらも話し合い、これからの生き方を考え抜いた経緯を一番よく知っている者として、そして人間をいつも全体的存在として捉えようとする者として、Kさんと夫の希望をなんとしても叶えるために調整役を担ったのです。

「調整」の仕事の実際

看護師が担う「調整」[42]の実際は、図2及び図3に示すとおり2通りあります。

❶「患者と医療チームメンバーとの間の調整」

図2に示すように、看護師は患者さんを全体的に捉えてその人のニーズを満たすという立場にあることから、患者さんの代弁者・権利の擁護者として医療チームを構成する各メンバーと患者さんとの間をコーディネートするという役割を果たします。

❷「医療チームメンバー間の調整」

図3に示すように、医療チームが機能するためには医療チームメンバー間の調整を担う人が必要です。これは、チームのメンバーが他職種の専門性を十分理解し、良好なコミュニケーションがはかれるよう調整する人のことです。

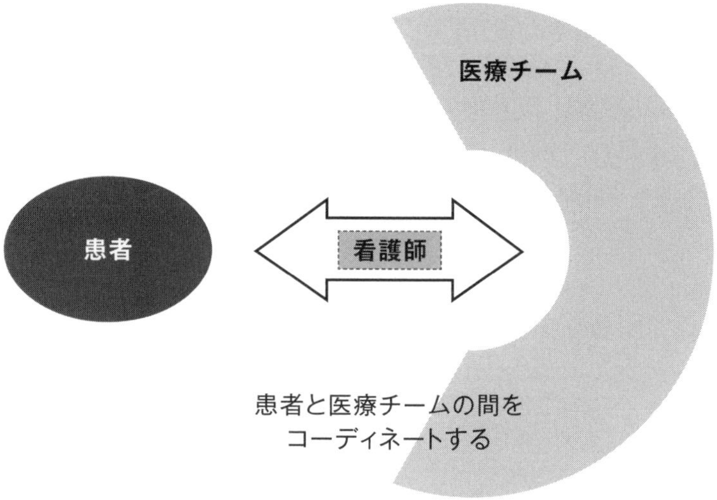

図２　医療チームにおける看護師の役割① [1)]

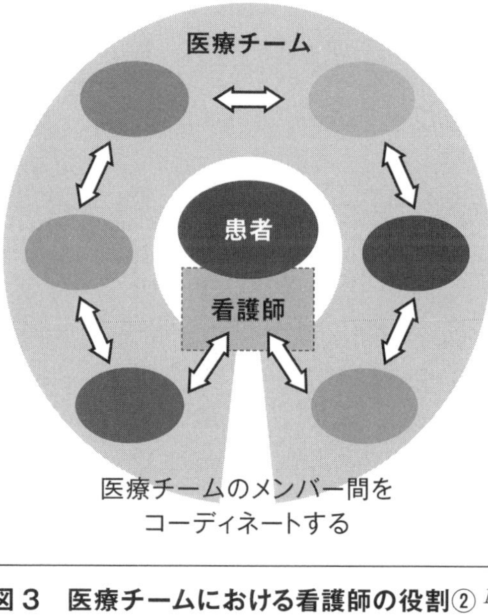

図３　医療チームにおける看護師の役割② [1)]

この調整役が実質的なリーダーを担うことになります。看護師は、自分も医療チームメンバーの一員であると同時に患者の代弁者・権利の擁護者としての立場から医療チームメンバー間の調整を担い、実質的なリーダーを担います。

Kさんの受け持ち看護師の行動はこのような「医療チームメンバー間の調整をすること」に相当します。

episode 4　看護の独自性

町工場職人の60歳代の男性患者さんでした。作業機械に左手を巻き込まれ、示指の末節骨が砕けたのです。医師は、可能な限り皮膚を縫合して指先の形に整え、毎日薬浴をしながら今後の見通しを説明し、経過を観ていました。

私たち看護師は、一人暮らしの患者さんでしたので、到底自分では洗うことのできない健側（けがをしていない側）の手を、温かいお湯につけていただき、看護師の手を使って石鹸でごしごし洗い続けました。お湯をシャワーのように思いっきりかけて石鹸分をおとし、清潔なタオルで拭きあげます。時には爪切りなども行ってきめ細かいケアを続けておりました。また、毎日通院されるその努力に、看護師は心からの敬意をもって接していました。

しかし、指先の組織は死に、そこを切除しなければならないことになりました。そのことを淡々と説明し考えてほしいと伝えた医師が立ち去った後、重い沈黙の時間が流れました。

私は少し前に進まねば…と考え、「今どのようなことをお考えになっていらっしゃいましたか？」と静かに聞いてみました。

したがって、Kさんの主治医や緩和ケア医がそれぞれの専門分野の視点を前面に押し出して「主治医としては…」「緩和ケア医としては…」と言ったことに対して、看護師が、「看護師としては、Kさんとご主人の希望を叶えたい…」「病棟看護師長としては…希望通り退院を認めていただきたい」と言うときには、医師のような診断と治療を担う限局された専門家としての自分の立場から発言しているのではなく、「患者さ

「一人暮らしなんだ。指がなくなってしまうとこの年ではもう働ける場所がなくなるだろうなあ…って思ってね」と低い声で応答がありました。

「そうですか。(少し間を置いて)今、指がなくなると言われたのですが、医師の説明がそのように聞こえたのですね。指が短くはなってしまいますが、医師は指がなくなるとは言っていなかったと思います」と、落ち着いて静かに話しました。

「えっ、そうでしたか?」

しばらくやりとりした後、患者さんは「先生、大丈夫です。気持ちは固まりました。指をつないでほしいという私の希望を叶えようとぎりぎりまで考えて下さって感謝しています。やって下さい」とはっきりとした口調で手術決意を医師に伝え、手術中は処置室の天井をじっと見つめておられました。

指先の肉芽が形成されるまでには長い時間がかかりましたが、看護師たちは、最後の受診日まで決して変わることなく術前と同じように、丁寧に丁寧にケアを続けました。

んの24時間の生活を一番よく知っている者、患者さんを全体的に捉える視点を持っている者として言うなら」と、患者さんや場合によってはご家族の代弁者[43]、あるいはその人たちの権利の擁護者[44]の立場から主張しているのです。

この点が、医療チームにおける際立った看護の専門性といえるでしょう。

この章では、看護師が医師や他の医療職とどのように異なっているのかについて法制度も含めて述べることで看護のオリジナリティと専門性について述べました。

以下のようにまとめてこの章を締めくくりたいと思います。

- 日常生活行動を支援（療養上の世話）することこそが他のどの医療職とも重ならない看護のオリジナリティです。
- 看護の専門性とは、看護のオリジナリティである日常生活行動の支援（療養上の世話）と診療の補助業務の両方を担うことができることです。病気と治療と生活とを両立させ融合させることで、人がより良く生きることを支援することこそ他の医療専門職とは異なる看護の優れた専門性であり、看護ケアの真髄です。
- 看護師は、常に人を全体的存在として（as a whole）捉えようとする専門的視点を持ち合わせています。
- 医療チームをつくり、チームを動かす「調整役」を担うのに最も適した存在であり、実質的チームリーダーを担います。
- 医療チーム内において看護師は、ときには患者さんやご家族の代弁者となり、ときには権利の擁護者として医療チーム内で患者さんやご家族の立場から発言します。このことも他のどの医療職とも重ならない看護のオリジナリティです。

補註
supplementary note

41. チーム医療

さまざまな医療職と患者、家族、利用者、福祉に携わる人などが相互に連携・協働して、同じ目標、すなわち患者と家族の健康な生活回復を目指す医療をいう。

さまざまな医療職とは、医師、看護師、薬剤師、歯科医師、歯科衛生士、栄養士、理学療法士、作業療法士、メディカル・ソーシャル・ワーカーなど多様である。これらのメンバーが互いの専門性を理解・尊重し、力を合わせて患者、家族、利用者の健康な生活回復を目指すことが重要である。

42. 調整

チーム医療を円滑に行うために欠かすことのできない働きである。調整とは過不足のないようにするとか、程よくするという意味があるが、医療の場における調整とは、主としてチーム医療を担うメンバー（患者、家族、利用者を含む）間で意見の対立があった場合、目指すべき程よい結果とは何かを明確にして、それがもたらされるためには誰が何をどのようにするのが適切かを話し合っていく過程とその結果をいう。

43. 代弁者

「代弁」とは、本来意見を言うべき人に代わって他者がその意見を述べることをいう。その人に代わってその人のために代弁する人を代弁者という。

44. 擁護者

「擁護」とは、かばうこと、守ることをいう。権利の擁護者というときには、その人が持っている人間としての当たり前の権利をその人自身で守りにくくなった場合、他者が変わってその権利を守ることをいう。

【 引用文献 】

1) 斎藤信也：医療現場で起きる「倫理」問題――看護師と他職種の立場を整理して、看護教育、51(4)、p.274 ～ 278、2010. 斎藤氏作成図一部改変、著者及び出版社の許可あり .
2) Virginia Henderson：Basic Principles of Nursing Care、International Council of Nurses、Geneva、p.4、1960.
3) Dorothea E. Orem：Nursing；Concepts of Practice、2nd ed. 、p.19、McGraw-Hill Book Company、New York、1980.
4) Martha E Roger：ロジャース看護論、樋口康子、中西睦子訳、p60、医学書院、2008.
5) Sister Callista Roy：ザ・ロイ適応看護モデル、松木光子監訳、p40-41、医学書院、2010.

【 参考文献 】

1) 秋元典子：看護技術――頭と心と手で創り出す看護ケア、月刊ナースマネジャー、1(11)、8-15、2000.
2) 川口有美子：逝かない身体―― ALS 的日常を生きる、医学書院、2009. 川口氏の「傾聴より身体の微調整」とは鋭い視点です。身体に関わるケアが、ひいては全人的なケア(心までも含めた) につながります。
3) 八尋陽子：ターミナル期にあるがん患者の自己決定を支援する看護師の価値観――経験を積んだ看護師に焦点をあてて、平成 21 年度岡山大学大学院保健学研究科修士論文 .

第3章

進化する看護のスキル

身体から入って心に到達する様々なスキル

第２章では、看護の専門性とは、治療と生活とを両立させ融合させることで人がより良く生きることを支援することだと述べました。つまり看護は、まずは人間の身体へかかわるのです。しかし、身体へかかわる看護の技は、実は患者さんの心を動かし、ひいては看護師自身の心までも動かします。

患者さんの身体から入る看護の技が患者さんの心を動かすには、条件があります。それは、「気づかう」「心を配る」「関心を向ける」、すなわちケアリングという心理的態度に立脚したケアかどうかということです。

看護師は、ケアリングを基幹としたスキルを用いることによって、心の専門家ではなくても患者さんの心のうちにある主体性・能動性を引き出すことができ、自分自身にも看護師としての使命を継続的に果たそうとする意欲や果たすためのエネルギーがわきあがってくることを、きっと実感できると思います。

第３章では、患者さんの身体から入る看護の技がやがて患者さんの心に到達し、心を動かし、そのことが看護師自身の心をも動かすことを、２つの事例をとおして解説します。

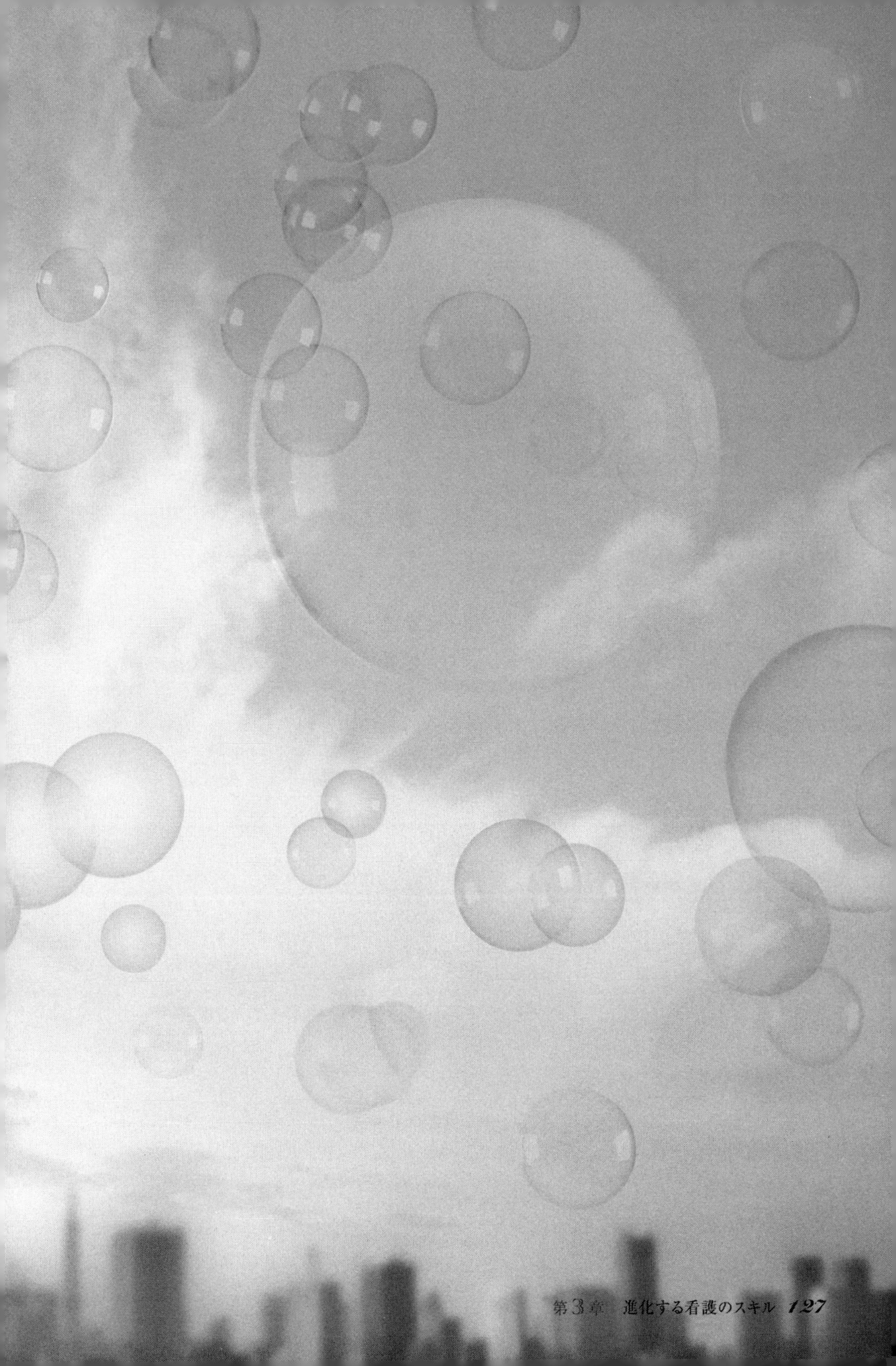

患者さんの心に到達するケア

日常生活行動の支援と診療の補助を融合させた実践を創り出すことができる看護師が、自己の知性と身体性とを駆使しながら、まずは患者さんの身体に働きかける、つまり身体から入っていくそのスキル（技術）は、たとえそれを第一義的には意図しなかったとしても、確実に患者さんの心に到達し、心に作用し、心を動かします。

心のケアの専門家は、精神科医、心療内科医[1]、臨床心理士[2]、カウンセラー[3]などをいい、看護師は、精神看護専門看護師[4]という一部のスペシャリストを除き、基本的には決して心のケアの専門家ではありません。

しかし、患者さんの身体から入るスキルは、患者さんと看護師との相互作用過程を経て、やがて患者さんの心に到達するスキルへと進化し、あたかも心のケアの専門家が介入したかのような結果を生み出すことができるのです。

この章では、身体から入って心に到達する看護師のスキルの具体例をご紹介したいと思います。

まずは、上部消化管（食道・胃・十二指腸球部）内視鏡検査（以降、胃カメラ検査と称します）を受ける患者さんへの看護の実際です。

「患者―看護師関係」形成へ

➢ ある患者さんのケースから――その❶【Yさんの場合】[5]

Ｙさんは65歳の女性です。娘は独立し、夫は３年前に病死したため、今は一人で非常勤の仕事をしながら暮らしています。

最近、胃の調子が悪いと感じることが多くなり、何度もクリニックを受診され、そのたびに医師から胃カメラ検査を受けるよう勧められていました。しかし検査が怖くて決心ができず延び延びになっていたのです。

ところが、しだいに症状が悪化してきたため、とうとう逃れられないと観念し検査を受ける一大決心をされました。

検査当日の朝、Ｙさんは身体を小刻みに震わせながら、予定時刻の８時より30分も早い７：30に来院されました。

昨日の外来診療が終了した後、看護師は明朝のＹさんの胃カメラ検査の準備をしながら、やっとのことで決心した検査を主体的・能動的に受けていただき、Ｙさんの人生において意味ある体験と位置づけてほしいと考えていました。

そのように考えていた看護師は、Ｙさんが早くに来院された事実にまず注目しました。

「Ｙさんおはようございます。お待ちしておりました」と声をかけ、待ち合い室の椅子に誘導しました。一般診療は９時からなので待合室にはまだ誰もいません。そのため個室に準じた空間として使用できるからです。

「今日の検査を担当させていただきます看護師の○○でございます。どうぞよろしくお願いいたします」と言うと、「こちらこそお願いします」と返事がありました。

その返事を受けて看護師は、予定時刻より30分も早くに来院されたことに対して、「ずいぶん緊張なさって、家にいても落ち着かなかったのではないでしょうか？」と、推察したことを言葉にしてみました。

看護師は、30分も早く来院したことにはＹさんが抱えているなんらかの問題が潜んでいるにちがいないと推察し、その問題を知り、Ｙさんと一緒に解決していこうと考えています。そうすることで問題解決に不可欠な「患者—看護師関係形成」[6]の第一歩を踏み出そうとしています。

Ｙさんの精神状態を感知する

「そうなの…この検査、先生（医師）に勧められていたのね。でも怖くて先延ばししていて。今日はいよいよ意を決して来たのだけど、やっぱり受けなきゃだめかしら？」と話されました。

看護師は、「そうですね。受けると決めても検査はやっぱり怖いですね」と言うことで、Ｙさんの怖さをわかるとはいえないが、わかろうとしていることを伝えました。

看護師は、Ｙさんの精神的状態（怖いと感じていること）を正確に感受しようとしていることを伝えています。

「そう、怖いわ」と言われ、額に汗をかいて震えていらっしゃいます。

「Ｙさんがおっしゃるように検査を怖いと感じられるのは無理のないことです。誰にとっても同じです。でも私（看護師）は、やっぱり今日の検査は受けなきゃだめだと思います。Ｙさんもきっとそう思っていらっしゃると思うのですが…」と看護師は自分の意見を述べてみました。

「そうなのそりゃあそうなの」と言う返事から、本当は検査を受けたいという強い気持ちを持って来院されたことが伝わってきました。

看護師は「Ｙさんのお考え通りで間違いありません」と言うことでＹさんに自信を持っていただきたいと考え、「私（看護師）がＹさんのお手伝いを一生懸命にさせていただきますので、私（看護師）と一緒に検査を受けてみましょう」と返しました。

看護師は、怖いと言いながらも本当は検査を受けたいという強い気持ちを持って来院されたその気持ちと行動を認めています。

なぜなら、怖いという気持ちを持っていること、それでも検査を受けようと覚悟を決めて来院したことを看護師はわかっている、つまりＹさん側からいえばわかってもらっていると思え、検査が怖くても来院した勇気や努力を看護師に認められることでＹさんは自分の力を信じることができると考えたからです。

Ｙさんの精神状態を感知する

「ええ、よろしくお願いします」と言われたので、「はい、わかりました。こちらこそよろしくお願いします。では、検査についてもう一度（検査を受けると決められたとき概略は説明していました）ご説明させていただきます。Ｙさんにとって大切なポイントが２つあります」と、看護師は一般にいう「じゃんけん」の「チョキ」の格好で「2」を示し、毅然とした態度で言いました。

ジャニス（Janis、I.L.）[7]は術前不安の程度と術後の適応について研究し、人間は術後に起こることを術前にある程度心配しておいたほうが、術後の適応はうまくいくと報告[1]しています。

看護師は、そのエビデンスを胃カメラ検査に応用し、検査過程で何が起きるのかについてあらかじめ伝えることで、ある程度心配しておいていただいたほうがよいと判断し、まず２つのポイントがあると明確に伝え、続いて具体的な説明をしようと考えたのです。

「ポイント？」と聞き返されました。

「ええ、ポイントです。これはＹさんにとってとても大切なポイントですから

ご説明します。まず、１つは、検査中は鼻で息をすること、２つ目はカメラが喉まできたら、唾（つば）を飲み込む要領でゆっくりとそれを飲み込むこと、この２つです」と、あえて自信たっぷりの口調で言いました。

「へえ……」とおっしゃるので、

「では、やってみましょう。口じゃなくて鼻で息をしてみて下さい」と言いながら鼻のまえに手をかざして呼気による空気の流れを確かめました。

「うまくできています。この要領で検査中は鼻で息をして下さい。口で息をすると咳が出やすくなりますから」と伝えました。Ｙさんからは「はい、わかりました」と返ってきました。

ここでも看護師は、うまくできていますとＹさんの努力を大いに認めています。他者に認められることで自分の力を信じることができる体験を１つひとつ重ねていくことで、怖いと感じている胃カメラ検査に、自分で立ち向かっていく力をしだいに強めていくことができると考えているからです。

「では２つ目のポイントです。カメラ（ファイバースコープ；内視鏡）[8]の先端をごくんと飲み込むことです。これを見て下さい。マウスピース[9]といいまして歯でカメラを噛まないようにするためのものです。失礼ですが入れ歯をなさっていらっしゃいますか？」

「いいえ、全部自分の歯ですよ。」

「では問題ないですね。では、これを噛んでみて下さい」と言ってマウスピースを噛んでいただきました。

「これで噛めました。検査中はずっとこうやって噛んでいて下さい。でももし口がだるくなったら噛む力を緩めてもかまいません。マウスピースは私（看護師）がしっかりと固定しておきますから、ご心配いりません」と看護師は言いました。

「では練習します。マウスピースを噛んだままで喉だけ使って唾を飲み込んでみて下さい」と一気に促しました。

看護師からのメッセージを伝える

するとＹさんは戸惑いの表情をされました。

看護師は「やってみましょう」と促しました。しかし飲み込めず、何度か試みられましたが、できないためマウスピースを口から離して、

「こんなこと意識したことないからできないわ」と大変困惑した表情で言われました。

「そうですね。マウスピースを噛んでいるとはいえ、口が開いたままのような状態で唾を飲むなんていうのは普段しないですから、むずかしいですね。わかりました。ではマウスピースを取りますから、口を閉じて、普段通りに唾をごくんと飲み込んでみて下さい」と伝えました。

看護師は、Ｙさんに心からの関心を向け、先ほどと同様にＹさんの精神的状態（ここでは、できない・むずかしい、と感じていること）を正確に感受しようとしています。

そして、できないことを認めることで、困惑しているＹさんの状況を看護師はわかろうとしていますというメッセージを送り、できるようになるための別の方法を考えて提案しました。

「それならできるわ」と言ってＹさんは何度も唾を飲み込まれました。

ここでも看護師は自信を持っていただきたいと考え、

「はいＹさん、それいいのです。その感覚を覚えていて下さいね」

と言うと、

「はい」と返ってきたので、

「では今度はこれ（マウスピース）を噛んでいただいて、ご自分の喉に神経を集中させて、喉（のど）だけ使って、さっき覚えていただいた感覚を頼りに、唾を飲み込んでみて下さい」

と励ましました。

Ｙさんは、

「できるかしら…」

と言いながら不安げな表情をされました。

「きっとできますから」

と強調しました。それに呼応してＹさんも

「ええ」

と言われたので、

「さっき、上手に唾を飲み込まれていましたので、あの要領で、それを喉だけ使ってすればできます。Ｙさんならきっとできます。ゆっくりでいいのですよ」

と言いました。

ここではＹさんが一歩前に踏み出せるよう背中を押すことが大切です。

看護師は、喉だけ使って唾《つば》を飲み込むことができず、自信を失いそうになっているＹさんの気持ちを察し、上手に唾を飲み込めるＹさんならきっとマウスピースを噛んでいてもできるからと、Ｙさんに「できる」というゴールを示し、それに向けてより集中力が出るよう「Ｙさんならきっとできる」と励まし、背中を押しています。

努力をたたえ、信頼関係をつくる

「そう？」と言い、Ｙさんは目をとじて、喉に気持ちを集中させようとしておられました。そして喉を動かし始めました。

看護師はＹさんの喉に軽く手を当てながら、「喉に意識を集中して、ここをきゅっと縮めて、唾を飲み込んで下さい。はい、そうです、そうです、Ｙさんできました。今の感覚、今のその飲み方で良いのです」と強調しました。

「ああ…できたわ、うんわかったわ、この要領ね」と言われるので、「そうです。それでいいのです。うまくごくんと 飲めましたよ。コツがわかって良かったですね。これなら きっと大丈夫です」と言うと、Ｙさんに初めて笑顔が出て 「ああよかった。これで第１関門突破ね」と言われました。

この気持ちを持続していただきたくて 「はい、突破です。よく努力なさいました。検査のポイントはこの２つだけです。あとは随時説明していきますから、ご安心なさって下さい」と言いました。

Ｙさんは「お願いします」と、検査中、看護師の指示に従うという意思表示をなさいました。

看護師は、Ｙさんの努力をたたえています。そして結果を評価してＹさんの達成感を増幅しています。

信頼関係ができつつある過程において看護師に自分の努力が認められることは、自分の力を信じる気持ちにつながり、他者に頼らず自分で解決していくための力を奮い起こすことになるからです。

これから検査が始まるその前までに、看護師はどうしてもＹさんに自分で胃カメラ検査に向かっていく気持ちになっておいてほしかったのです。

適切なアセスメントを行う

全ての準備を終え、内視鏡検査室[10]へ案内しました。

「こちらの椅子にお座り下さい。メガネをお預かりします」と言うと、「友人がね、メガネ持ってても検査中は見る元気はないわよって言ってたわ」と言われました。

「Yさん今日の検査についてあれこれ調べていらしたのですね。ご自分で何とかしようとなさっていらっしゃるYさんです。緊張されていますが、きっと検査は順調に進みますよ」と言いました。

「そうありたいわ」と言われたので、「さあYさん、ご自身で受けると決心された検査が始まります。医師を呼んできますから」と言うことで、看護師は精一杯のサポートはするがこれはYさん自身が受ける検査であって自分でこの検査に立ち向かっていかなければならないこと、誰も代わることはできないことを伝えようとしました。

「ええ、お願いします」ときっぱりとした響きでYさんは応えられました。

常にYさんに関心を向けている看護師は、「友人がね、メガネ持ってても検査中は見る元気はないわよって言ってたわ」と言われたこの言葉に注目しました。

看護師は、キーになる言葉をきちんと見極めています。そして、その意味を「検査について前もって情報収集されてきた。Yさんは初めから検査へ主体的に臨もうとされている」とアセスメントしています。

さらに、そのアセスメントに基づき、その気持ちをさらに強いものにしていただこうと考え、まず情報収集というYさんの行動を認めることで、検査の直前に自分の力を信じる気持ちを再度確認し、他者に頼らず自分で検査に立ち向かっていくための力を奮い起こせるようなかかわりをしたのです。

医師があらためて挨拶し、ドロッとしたゼリー状のキシロカイン®ビスカス（経口表面麻酔剤）[11]を使って喉の局所麻酔を始めました。医師は、Ｙさんにこの麻酔薬を飲み込まず、５分間喉に溜めておくよう指示したのです。

ゼリー状の表面麻酔剤を５分間喉に溜めておくことは、多くの患者さんにとってなかなか難しいことです。

看護師は、実はそのような医師の指示があることを前日から予測していました。なぜなら、延ばし延ばししてやっとのことで検査を受けると決心されたＹさんですから緊張が高いことは医師も十分にわかっていると推察したからです。

ならば、カメラを飲み込むときの反射も強くなるだろうから、医師は普段より入念な麻酔をするだろうと予測し、医師の指示にあわてず対処できるよう物品を準備していたのです。

患者を孤独にさせない

椅子に座っていらっしゃるＹさんに前日から準備していた膝掛けをかけ、後ろに首を倒すようにして麻酔薬を喉に溜めることができるよう、しかもそれをできるだけ楽にできるよう、背中に当てる綿毛布・タオルケットなどの置き方を工夫し、保温に留意しながらそばに付き添っていました。

看護師は、苦しい体験をしているＹさんを決して孤独にはさせません。

麻酔が無事に終了したので、「口の中が気持ち悪いようでしたら、軽くうがいをなさいますか？」と伺うと、「あら、うれしい。させていただくわ」と応答があったので、「ただ、喉はしびれていますから、少し前かがみになって口の前の方だけでお願いします」と、Ｙさんの安全を守るために注意を促しました。

Ｙさんは「はい、前だけね」と軽くおっしゃいました。緊張が次第にとれてきて検査に向かっていくエネルギーのようなものを感じさせる口調に変化していることを、看護師は聞き逃しはしませんでした。

看護師は、麻酔さえできればよいなどと考えてはいないのです。看護師は、麻酔の危険性も熟知していて、それを予防し、その上で口腔内の不快感を軽減しようとしています。

検査の介助ということで、ともすれば覆い隠されそうになる日常生活行動の支援を、この場合は口腔内の不快感[12]ですが、気づかいや配慮をもってきちんと行っています。

そしてＹさんの変化を確実に捉えています。

細部にわたる気づかいを行う

ブスコパン®[13]という胃の動きを止める薬剤を筋肉内に注射し、検査用のベッドに左側臥位[14]で寝ていただきました。

検査の性質上この体位だけは守っていただきますが、それ以外はＹさんにとって一番楽な体位を自分で決めていただき、身体を締め付けているものはないかどうか確認しました。

検査中、唾液が流れ出て衣服が汚れてはいけないので頬や口周辺にタオルを敷きました。Ｙさんはウエストを締め付けないズボンをはいて来院されていて、検査中の衣服についてはすでにご自身で準備されていました。このことからもＹさんが検査へ主体的に臨もうとされていることが十分に伺えました。

「寒くはありませんか？」と看護師は確認しました。

看護師は、細部にわたって気づかいをしています。心を配っています。

「何もかも大丈夫です」と、力強い返事が返ってきました。

医師はＹさんの左側に、看護師は両手に医療用手袋をつけて、Ｙさんの頭側に立ちました。

「では検査を始めます。これ（マウスピース）を噛んで下さい。検査中は鼻で息をして下さい」

医師の言葉があったので、看護師はＹさんの鼻に指を軽く当てＹさんの意識が鼻に向くようにしました。

医師が「カメラが喉まで入ったら一旦カメラを止めます。そうしたらゆっくり唾を飲み込むようにして下さい。自然にカメラが入りますから」と言いましたので、今度はＹさんの喉に手を持っていき、先ほど練習した唾を飲み込む要領を思い出していただけるようにしました。

Ｙさんは飲み込むしぐさを何度も繰り返されるのですが、カメラは食道に入っていきません。医師は手を止めて「もう一度ゆっくり飲み込んでみて下さい」と柔らかい中にも僅かながらイラついている感じが伝わってくるような口調で声をかけました。

「Ｙさん、あわてなくてもいいのですよ。さっき唾をなんどか飲み込んでみましたね。あの感覚を思い出しましょうか。喉だけ動かして、ごくんと唾を飲むのです」と、看護師はいつも以上に落ち着いた調子で言いました。

医師のリズムに巻き込まれてしまって、自分がすべきことを見失うことなくＹさんが自分のペースで検査を受けることができるよう気づかい、喉だけ動かしてごくんと唾を飲むという目前の具体的な目標を、しかも先ほど確かに達成できた目標を示すことで、自分の力を信じて目前の目標に向かってより集中して力を出すことができるように励ましています。

そのときです。ごくんとＹさんはカメラを飲み込まれました。

看護師の中に感動が広がりました。

「はい、入りました。一番苦しいところはもう終わりましたからね」と医師はＹさんの努力をたたえました。最初の山が越えられて医師自身もひとまず安堵したことが伝わってきました。

これ以降、医師は診断するためにモニター画面を見つめながら両手で巧みに内視鏡器機を操作し、検査を進めていくことに集中します。したがって患者さんの全体を見守る責任は看護師にゆだねられることになります。

Ｙさんの顔を観ると目にはうっすらと涙が浮かび、必死で立ち向かっていることがわかりました。

「Ｙさんカメラが入りました。安心なさって下さい。上手に飲み込めました。少し肩の力を抜きましょう…はい、そうです」と、看護師はＹさんの肩に手を当てて筋肉の緊張の具合を確認しながら声をかけました。その後胃カメラ検査は順調に進みました。

医師は、いったん十二指腸球部[15]まで挿入したファイバースコープ[16]をゆっくり引きながら、胃の内部を入念に観察しています。途中、「ポリープ[17]があるので組織を採ります（生検[18]）」と説明がありました。

Ｙさんの右肩に当てている看護師の右手に、Ｙさんが一瞬ビクッとされたことが伝わってきました。看護師は、「Ｙさん、このままでいいのですよ。このままじっとなさっていて下さい。痛みはまったくありませんから。すぐに終わりますから」と即座に伝えました。

マウスピースを噛むＹさんの力がしだいに弱くなってきたため、看護師は自分の右手でマウスピースを固定することで看護師がここにいることをＹさんに伝え、同時に左手で医師の指示通りにファイバースコープを固定し、医師が意図した部位の標本採取が確実にできるよう補助しました。

採取した組織片を回収してくる医師のリズムを観察しながらタイミングよくホル

マリン液が入っている検査用のビンの蓋を今度は両手で慎重に開け、採取した組織片がホルマリン液内に入っていくことを注意深く確認し、医師に回収できたことを伝えました。

ここで検体を見失ったら、Ｙさんの努力、医師の努力を無にしてしまいます。診療の補助をする看護師にとって緊張が走る瞬間です。

看護師は、集中力をもって考えながら診療の補助業務と日常生活行動の支援を両立させ、融合させた行動をとっています。

無事検体を回収し、ビンの蓋をきちんと閉めて決まった場所に置き、間違いなく切除した順番どおり、ビンの蓋に１、２と採取した順番を油性マジックで明記しました。これを忘れてしまったらどの部位の組織か不明になってしまいます。

正確な診断ができなくなってしまいます。これも看護師が担う重要な診療の補助です。

検査の終盤、ファイバースコープが胃から食道に移行したとたん一変に組織の姿が変わります。Ｙさんはメガネをはずしていらっしゃるのですが、このあたりからモニター画面に視線を向け、医師がゆっくりと慎重に食道内部と喉頭部、声帯を確認しながらファイバースコープを引いていく状況を見つめておられました。看護師はＹさんのこの姿にも感動していました。

心身の疲れへの気づかい

「終わりました。お疲れ様でした。Ｙさんがとても心配されていたので念のためポリープの一部を採取しましたが、まず悪いものではないと思います。心配いりません。あとで詳しく説明しますから」という医師の言葉を、Ｙさんは医師を直視しながら聴いておられました。

「Ｙさん、途中で検査が増えましたが胃の中はご心配ないようです。良かったですね。でもお疲れになったことでしょう」と言葉をかけながら、左側臥位のままで口の中に溜まっている唾液を膿盆[19]内に吐き出していただき、口の周囲をティッシュペーパーで拭き取りました。

続いて「お疲れでしょうが、すぐに起き上がることできますか？」と伺うと、「ええ、大丈夫です」と言われ、さっと起きあがって検査台からおりられました。

「どうぞさっきの要領でうがいをなさって下さい」と促すと何度も何度もうがいをされ、「ああ、さっぱりした」と晴れやかにおっしゃいました。

何度も何度もうがいをされるＹさんの姿から、口腔内の不快感がピークに達していたことが看護師に伝わってきました。

「では、こちらへおかけ下さい。気持ち悪いでしょうから、どうぞ手や顔など存分にお拭き下さい」と言いながら温かい蒸しタオルを勧めました。

看護師は、口腔内以外の不快感も高まっているだろう、心身の疲れもピークに達しているだろうと気づかい、エネルギーの消耗が激しくなっているとアセスメントし、それを看護師ならではの道具である「温かい蒸しタオル」を使って軽減しようとしています。

Ｙさんは、温かい蒸しタオルをまず両目に当ててじっと目を押さえ、続いて顔を拭いたあとそのタオルで手を拭こうとされたので、看護師はもう冷えていると判断し、温かい別のタオルを追加したところ、「あぁ…気持ちいい」とかみしめるように言われ手を拭かれました。「さっぱりなさいましたか？」と伺うと、「ああ、すっきり、ありがとうございました」

次にブラシを渡して、「こちらに鏡があります。どうぞ髪の毛を整えて下さい」と促しました。

そして、「お疲れでしょうが、今から医師が画像を見ながら説明しますので、このままお待ち下さい」と、このようなやりとりをしました。

検査が終わったこの時点では、看護師は日常生活行動の支援だけに集中し、タオルの冷えにも関心を寄せ、心配りをしてタイミングよくタオルを交換しています。

命を守る

医師による説明が終わり、待合室に案内すると、Ｙさんは何事もなかったかのようにすぐにクリニック内の書棚から本を取り出し読み始めました。

看護師は、気分はどうか？違和感はないか？とたびたび声をかけながら変調がないかどうか見守り続けました。「大丈夫です。なんともないですよ」

検査が終わったとはいえ、身体侵襲[20]を伴う検査です。まして生検をしました。検査後の安全を守るために常にＹさんの様子に関心を向け、Ｙさんの命を守ろうとしています。

「只今医師はご説明するための資料を作っています。しばらくお待ち下さい」

「ええ、ええ、本読んでいますから」というやりとりの後、「Ｙさん、どうぞ」と医師が診察室のドアを開けて声をかけました。

診察室から出てこられたＹさんは、胃内部の写真４枚が貼り付けられ、さらに説明が書きそえられている用紙を看護師にお見せになり、「これ神棚に供えたいくらいだわ、ほんと、良かったわ。ほんとに」と満面の笑みをたたえておっしゃいました。

「そうですね。これはＹさんの努力の結晶です。神棚に供えられる価値があります。本当によく立ち向かわれました。お腹が減っていると思いますが、組織を採る検査をしましたので食事は10時半まで待って下さい。はじめにお水を一口飲んで喉通りが普通であればいつもどおりの食事をなさって下さい」と説明しました。

「わかりました。今日はありがとうございました」と言われるＹさんをクリニックの玄関まで送りました。

同時に、「10時半過ぎにＹさんに電話」と書いたメモを電話の横に貼り付け、看護師はＹさんへの看護に一区切りつけ、速やかに一般外来の患者さんの看護に移っていきました。

日常生活行動への支援

食事開始時刻を見計らってＹさんの自宅へ電話しました。外来看護ではこういう電話訪問が不可欠です。ただし、そのまま出勤されたり外出される患者さんの場合は、別の方法を考えます。

Ｙさんは、日常生活行動のうち「食」に変化がきている患者さんです。看護師は日常生活行動の支援を最後まで責任もって行います。

「今朝はお疲れになったことでしょう。お食事は普通にお食べになりましたでしょうか？」と聞くと、「まあ、お電話下さったの？今食べました。牛乳も水もほんとにおいしい。異常なしです。

実は帰ってから友人たち方々へ電話しまくっていたのです。頑張れたよって。

今日は良かったわ。思いきって検査受けて満足です。看護師さんお世話になりました。こんなにしてお電話までして下さって。

ポリープ検査の結果はまだ先ですが、先生が大丈夫と言われたから大丈夫です。これで安心して過ごせます」

Ｙさんの言葉は、震えながら来院されたＹさんが胃カメラ検査を乗り切ったことで力を身につけられたことを確信させる言葉でした。

同時にその言葉は、当初看護師が、「やっとのことで決心した検査を主体的・能動的に受けていただき、Ｙさんの人生において意味ある体験と位置づけてほしい」と意図していたことが達成できたことを意味する言葉でもありました。

看護師は、今この時、この患者さんの場合、日常生活行動の支援と診療の補助業務をどのように融合させたら良いかと考えながら、行った自分の実践がもたらした結果を見せてくれる言葉によって、看護の仕事ができた喜びで満たされ、看護の価値を再確認し、次の仕事への意欲が自分の奥底からわきあがってくることをかみしめていました。

身体から入って心に到達するスキル

看護師は、気づかう、心を配る、関心を向けるという態度を持ち合わせ、検査を受ける患者さんの全体性に常に関心を向け、検査が患者さんにとって意味ある体験となるよう、そして苦しい検査であっても可能な限り苦痛の少ない検査となるよう、状況をすばやくアセスメントし、検査が円滑に進むよう的確に医師を補助しながらも、患者さんのリズムを守ろうとしていました。

また、持ち合わせている医学的知識を生かし、患者さんの安全を守り、患者さんに共感的態度[21]を示し、患者さんの行動を認め、支持し、後押しし、賞賛し、時には患者さんを信じて忍耐して待ち、必要に応じて患者さんを指導していました。

そして、このような検査の場面であっても、日常生活行動の支援をオリジナリティとする看護師ならではの温かい蒸しタオルやタオルケットなどを用いてＹさんの苦痛を軽減しようとしていました。

また、患者さんから聞かれたときには、看護師の見解を明確に伝えたり、実践した看護ケアがもたらした結果を確認したりしながら、

episode 5　療養上の世話と診療の補助の融合

たっくんという４歳の男児が、頭部に怪我をして、泣き叫びながら母親に連れられて外科外来に来ました。

しばらく泣くままにして、一方で流れる涙や鼻水を拭き、汗をかくので上着を脱がせたりしながら、看護師にとっては手術に向けて踏み出すタイミングを、患児にとっては覚悟を決めるタイミングを計っていました。

少し間をおいてから私は、患児の顔の真ん前に自分の顔を近づけ、少し低い声で「たっくん、私の話をよく聞いてほしい。血が止まってまた君が遊べるようになってほしい」と言ってみました。

たっくんは、しゃくりあげながらも「うん」とうなずけたので、糸で縫うこと、その前に麻酔の注射をすること、注射は痛いがそのあとは全く痛くないこと、たっくんならきっとできると励ましました。

しかし、そう説明したとたんに、「いやだ、おうちに帰る！」と言ってまた泣き始めました。“焦ってしまった”と反省した私は振り出しに戻り、初めから手術に向かう準備を再開し、ふたたびタイミングを計りながら

看護師としての責任を全うしようと全力でまさに「格闘」していました。

このような看護師の介入によって、Ｙさんは覚悟して臨んだ検査を自らの力で乗り切り、検査結果が書かれた用紙を神棚に供えたいくらいに思うほどの満足感と達成感につつまれました。同時に看護師の中にも充実感がわきあがってきていました。

“今なら”と思えるところで再び同じ説明を患児にしました。

すると、ウルトラマンの服を着ていた患児は､「僕はウルトラマンだ、頑張れる！」と手術を受ける決心を口にしました。来院してからすでに１時間がたとうとしていました。

さらに､手術を受ける場の決定を４歳の患児にゆだねました。「ここがいい」といって、点滴室を選びました。自分が決めたその部屋で、座ったまま、看護師である私の手を握りしめ、麻酔の注射にも逃げ出すことなく、泣くこともなく、手術を受けました。縫合術が終わり、汗ばんだたっくんの体を温かいタオルで拭き、洋服を整え、手を洗いながら頑張ったことをほめたたえました。

この手術を契機に、それまでのたっくんがまさにウルトラマンのように「変身」したのです。顔つきまでが自信に満ちた表情になり抜糸のときも一人で静かに受けることができました。母親は､「甘えん坊だと思っていたのに、この子にこんな力があったなんて」と子供への見方が変わり、親子関係においても成熟度が増したように見受けました。

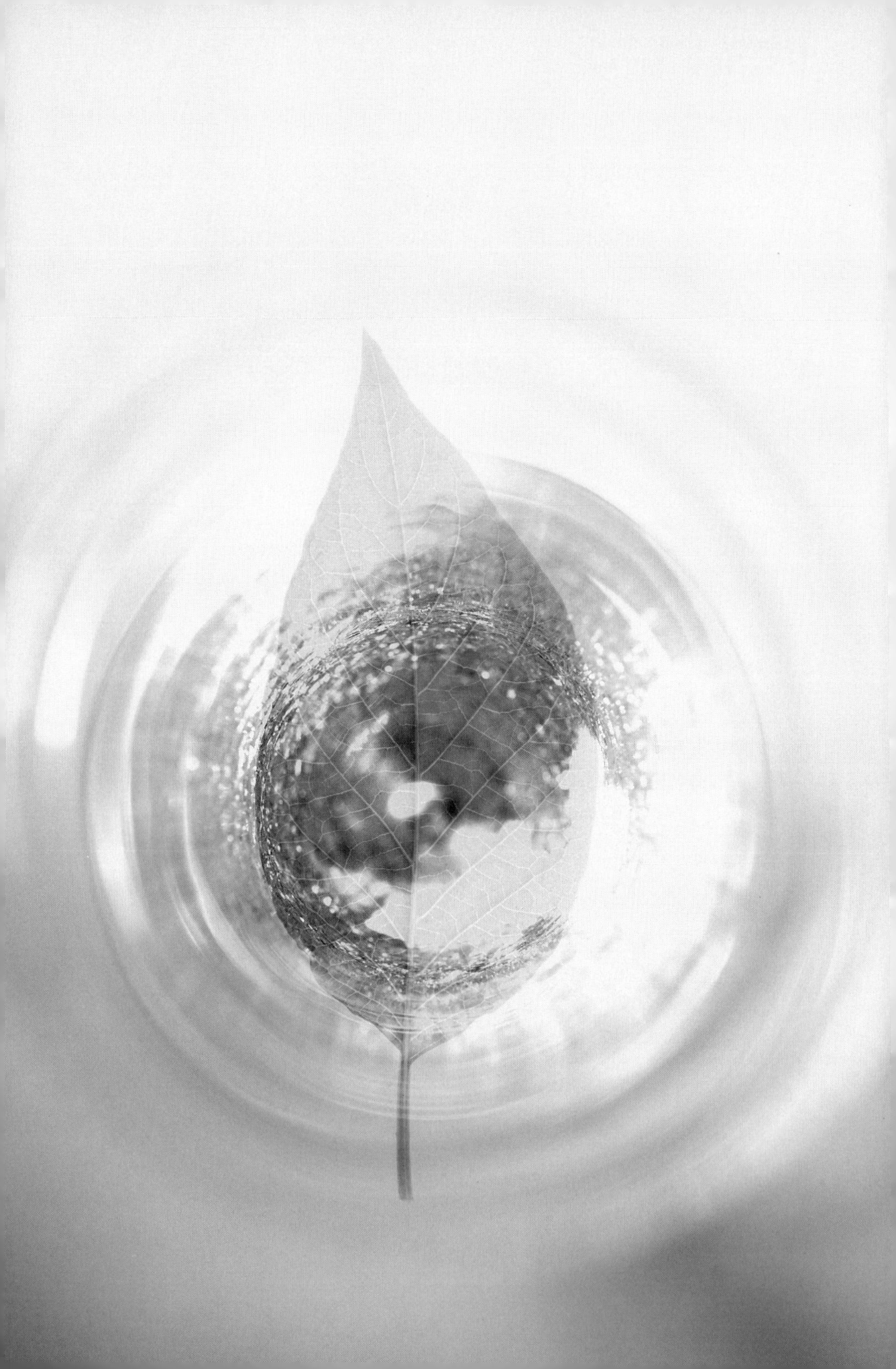

胃カメラという身体侵襲を伴う検査が、看護師の介入により心のエネルギーをわかせる良い生活体験となるのです。看護師の介入あればこそ、患者さんは苦しさを伴う検査にも立ち向かっていけるのです。

このような結果をもたらす看護師の介入が、身体から入って心に到達する看護のスキルであるといえるでしょう。

次に、第１章で紹介したＣさんのケースを、この章では身体から入って心に到達するスキルとして、もう少し詳細に紹介したいと思います。

「髪の毛の汚れ」に注目するケア

➣ ある患者さんのケースから――その❷【Ｃさんの場合】

Ｃさんは、頸部脊柱管狭窄症[22]のため脊柱管拡大術[23]を受けた27歳の女性です。

Ｃさんの後頸部には10センチ程の正中切開創[24]があります。術後は、経過を良好に保つために、しばらくベッド上安静が必要となります。

そのために頸部固定帯（ソフト頸椎カラー）[25]を巻き、頸部を自由に動かすことができない状況になっておられました。

若い女性です。自慢の黒髪を毎日洗髪する習慣だったので、汚れが付着したままの髪の毛は気になって気になって仕方なかったのですが、治療のため頸部を動かせないので自分では洗うこともできずイライラしておられました。

そのため表情も硬く、看護師をはじめ、身体機能維持のために他動運動・自動運動を行う目的で訪れる理学療法士や他の医療者にも無愛想な対応をしていました。

看護師は、その様子からＣさんのQOLを低下させている大きな原因は髪の毛の汚れであるとアセスメントしました。なぜならＣさんの訴えだけでなく、今日で術後３日目であり、術前日に洗髪してから３日が経過したため急激に不潔度

（痒み、ふけ、中性脂肪など）が増す時期[26]だからです。

また、確実に術後48時間以上が経過しているため、上皮組織[27]は癒合[28]している時期[29]です。したがって湯で術創部が濡れたとしても感染の危険性はないと判断しました。

そこで、安静が必要な期間ではあるのですが、なんとかして安全に髪を洗う手立てを考え、それを実施することが不可欠と判断しました。

看護師は、日常生活行動の支援という看護師独自の視点からCさんの術後生活の様子に関心を向け、注意深く観察し、「髪の毛の汚れ」に注目しました。

そして、汚れていて気持ち悪いだろうと類似した感情をもち、その汚れを除去するために研究知見（エビデンス、根拠）に基づいてCさんと一緒に問題解決していこうと考えています。

また、このような看護師の行動により、Cさんは自分の不快さを看護師はわかってくれていると感じることができ、その気持ちは看護師への信頼の始まりにもなるのです。

Cさんの生活様式を知る

頸部を固定しておかねばならないCさんの洗髪です。どう考えても一人の看護師では到底できません。Cさんの安楽どころか最優先すべき安全を守ることができず、治療の意味を保つことができないからです。

そこで二人の看護師が、一人は頸を固定する役割、もう一人がケリーパッド[30]と洗髪車[31]を組み合わせて用いる役割を担い、ベッド柵が取り付けられていない処置用ベッドに仰臥位[32]で寝ていただいて洗う方法なら可能ではないかと考えました。

洗髪の前にCさんに伺いました。

「Ｃさん、髪を洗わせていただこうかと考えているのですがいかがでしょうか？」

「ええ？…こんなもの首に巻いているのに洗えるのですか？」

「はい、もちろん洗えます。ただし、寝たままの姿勢での洗髪になりますが。それと実際には明日洗わせていただきたいのですが」

「寝たままだって明日だってなんだっていいです。洗って下さい。ぜひ洗って下さい。気持ち悪くて仕方なかったのです」

「では、その前にもう１度（入院時に確認していた）教えていただきたいことがあります。いつも髪を洗われるときシャンプーは２度洗いされていましたか？お湯の温度は熱め・ぬるめどちらがお好みでしょうか？　リンスなどはどのようにされていましたか？　洗い方へのご希望はありますか？」

看護師は、Ｃさんの生活様式を知り、できるだけＣさんの日常性を尊重し、それに近い方法で洗髪をしたいと考え、情報収集をしています。

看護師は、Ｃさんの答えを受けて以下のように説明しました。

「力を入れてごしごし洗うのがお好みだと今お聞きしました。これについてですが、ご希望に添うことはできないと考えます。

今Ｃさんの首は安静にすることが最も大切なことなのです。そのため二人の看護師で洗い、一人はＣさんの首を固定することに専念します。首の安静を守るためです。

もう一人の看護師が洗いますが、力を入れてごしごし洗うとどうしても首を手で固定している状況なので振動が伝わっていき、十分な固定はできにくいと考えられます。

したがって、Ｃさんのお好みの方法ではありますが、明日の段階では、ごしごし力を入れて洗うのではなく、指の腹でやさしく、振動が起きないようそれでいて手早く洗わせていただきます。ご了承下さい。ただし、２度洗いとか決まったシャンプーを使用するなどはＣさんのお好みに沿わせていただきます」

２度洗い、お決まりのシャンプーとコンディショナーを入院時に持参していること、力を入れてごしごし洗うのが好みであることなど、洗髪に関するＣさんのこれまでのスタイルについて情報を収集し、そのうえで看護師の考えを提案し、Ｃさんから承諾が得られました。

「病態」と「洗髪」を融合させる

看護師が明日洗わせていただきたいとＣさんに伝えたのには理由がありました。二人が協働・連携して頸部の安静を確実に守り、可能な限りＣさんの生活スタイルに沿った洗髪をするには事前練習が必要と判断したからです。

もちろん看護師は、洗髪車やケリーパッドの基本的操作方法は熟知しています。しかし、重さのあるＣさんの頸部の安静を一定の時間保つには、看護師の身体にどれくらいの負荷がかかるか、それを最小限にしてＣさんの体位を保持するには看護師の立ち位置や看護師の身体の格好をどのようにするのが最適かを確認しておかなければならないと考えたのです。

その確認のための時間を確保したかったからです。

同僚に模擬的にＣさんになってもらい、イメージしている洗髪方法を試行してみました。その結果、肩と後頭部に手をあてて保持するには、相当の力が必要であり、中腰では続かないことがわかりました。

身体を支える看護師は床にひざをついてしっかりと自分の体位を固定する必要があること、両肘関節もベッド上に置いて固定することが必要であると判明しました。

看護師は、Ｃさんの病態やどのような手術が行われて今どのようにすることが重要であるかを十分に理解し、それらと日常生活行動の1つである洗髪とを融合させていこうと熟考し知恵を絞っています。

Cさんの感覚を尊重し、認める

Cさんのベッドの頭側に万一湯がこぼれてもシーツが濡れないよう防水シートを敷き、空気を入れていないケリーパッドをそっと頭の下に入れ込みました。それから専用ポンプで空気を送りケリーパッドを使える形に膨らませました。

しかし入れる空気の量は控えめにして、Cさんが頸部を前屈しなくてもよいように配慮しました。

昨日練習したように、Cさんの頸部をしっかり固定するために一人の看護師が床に両膝をつき、左右の肘関節をベッド上に置き、Cさんの後頭部と肩の後に手のひらをそえて頸部が体幹と水平になるように支えています。

それを確認してからもう一人の看護師が固定帯をゆっくりやさしく一時的に取りはずしました。この瞬間から看護師の両手は、Cさんの頸部を守る固定帯に代わる重要な道具とその意味に早代わりするのです。

したがって看護師は、絶対に頸部が動かないよう自分の両手でしっかりと固定することに集中力を持って専念しています。

もう一人の看護師は頸部に負荷がかからないよう細心の注意を払いながら洗髪車に設置されているシャワー機能を上手に使って髪を十分に濡らし、Cさん好みではないにしろ治療の意味を守るために静かにやさしくシャンプーで洗いました。

Cさん好みの2度洗いを取り入れ、Cさん持参の好みのシャンプーを使いました。

痛くないですか？　痒いところはありませんか？　洗う強さはいかがでしょうか？　気分はいかがでしょうか？　と、不愉快な感覚が生じていないか、満足できているか刻々と確認しながら看護師は髪を洗っていきます。

看護師への信頼をかちとる

看護師はCさんが感じていることをリアルタイムで教えていただきながら、その感覚を尊重し、認め、すみやかにそれを解決しようとしています。

「看護師さん、ごしごし洗えないのは仕方ないのですが、生え際をもう少し洗って下さい」とCさんから申し出がありました。

「はい、わかりました。これでいかがでしょうか？」

「はい、いいです」

そして、他に洗い残された部位がないかどうか確認したうえでまず石鹸分（シャンプー）をタオルでよく拭き取り、濯ぐ時間を短縮させる準備をしてから洗髪車のシャワー機能を利用して残ったシャンプーをシャワーでよく流しました。

看護師は、Cさんの生命力の消耗を最小にしようと、洗髪方法に工夫を凝らしています。

次に好みのコンディショナーを髪全体につけ、もう1度軽くシャワーで流し、タオルで頭を包み、次にケリーパッドの空気をすばやく抜いてからケリーパッドを引き抜き、適切な高さの枕（この枕は水分を吸い取るようにバスタオルでくるんでいる）にCさんの頭をそっと乗せるようにして置きました。

頸部の固定は看護師が続けていますが、この段階で創部の水分を拭き、念のため被覆材[33]で覆い[34]、一時的に取り外していた頸部固定帯で再びCさんの頸部を固定しました。

そのあと、熱い蒸しタオルをCさんに渡し、臥床のままで好きなだけ顔や耳や手を拭くように勧めました。また、綿棒を渡して、耳の中も好きなだけ水分を取るよう促しました。

Ｃさんは大人であり、両手を自由に動かすことはできるからです。自分のことはできるだけ自分でしたいだろうと考えたからです。

このタオルと綿棒は患者さんに大いに喜ばれました。

どのような状況にあっても看護師は、常にＣさんに関心を向け、日常生活行動の支援の必要性をアセスメントし、必要な支援をしています。

このような看護師の行動は、自分の顔面の不快さを看護師はわかってくれているという気持ちをＣさんの中に呼び起こし、看護師への信頼をさらに強めることにもなります。

より洗練されたスキルへの進化

その後、臥床のままでドライヤーを用いてゆっくりと静かに髪を乾かし、手鏡を見ていただきながら整髪しました。

洗髪後のＣさんの表情はいいようのないほど晴れやかになり、鏡を見て自慢の黒髪をなぜながら「ああ…つるつるになりました。病気を忘れそう。なんだか元気が出てきました」と、それまでの眉間にしわを寄せた表情とは打って変わり満面の笑顔となりました。

二人の看護師はお互いに視線を合わせ、微笑み、「良かった」というサインを送りあいました。

看護実践の手ごたえを感じた二人の看護師は、勤務終了後の帰り際にＣさんへの洗髪を評価しあいました。

今日は手で固定しましたが、今後は濡れてもよい枕をケリーパッド内において不安定になりがちな手による固定より安定感があるものに変更したほうが良いかもしれないと、次に向けた改善策を話し合いました。

二人の看護師は、Cさんに行われた脊柱管拡大術という手術の方法を頭に描きながら、また、術創部に関する先行研究の知見（エビデンス、根拠）に基づき洗髪ができると判断し、続いて洗髪のために頸部固定帯を外したCさんの頸椎の安静を看護師の身体性を駆使して守り抜き、Cさんの洗髪に関連する好みを最大限取り入れた洗髪方法を考案し、実践し評価していました。

このような看護師の行動が、洗髪という日常生活行動の支援を頭皮と毛髪の清潔という第一義的意義にとどまらせることなく、Cさんの満面の笑顔に示されているように、曇っていたCさんの心に光をあて、輝きを取り戻すスキルへと進化させたのです。

さらに、看護師たちは現時点の実践にとどまることなく、実践を評価し、より洗練されたスキルへ進化させようとしていました。

以上、ケース❶及び❷における患者―看護師相互のやりとりのプロセスを記述することで、身体から入って心に到達する看護師のスキルの具体例を紹介しました。

この章を締めくくるにあたり、Yさんの胃カメラ検査にかかわった看護師やCさんの洗髪をした看護師たちが何をしていたのか、それらは患者さんに何をもたらしていたのかについて整理してまとめておきたいと思います。

補註
supplementary note

1. 心療内科医

病気の中で、その発症に心理社会的な因子が密接に関与して身体の障害が起きている心身症を対象に診断治療を行う医師をいう。対して精神科医は精神の症状、精神の病気を扱う専門医である。

精神症状とは、不安、抑うつ、不眠、イライラ、幻覚、幻聴、妄想などをさす。いずれも主要な治療手段として向精神病薬（精神症状に有効な薬剤）を使用するところは共通である。

2. 臨床心理士

文部科学省認可の財団法人日本臨床心理士資格認定協会が認定する民間資格を有し、相談依頼者（クライアント）が抱える種々の精神疾患や心身症・心理的問題とその解決・予防・研究、あるいは人々の精神的健康の保持・増進・教育に貢献する心理の専門家をいう。

3. カウンセラー

生きる上での問題や心の葛藤を抱えた人が自分自身で解決策を見つけ出すことができるように、面接をとおして援助する業務（カウンセリング）を行う者をいう。よって資格というよりは仕事の内容を示した言葉といえ、その点で資格である臨床心理士とは異なるが、臨床心理士資格あるいは他の資格を持ってこの仕事に当たる人全体をさすといってよい。

4. 精神看護専門看護師

専門看護師（certified nurse specialist：CNS）は、日本看護協会専門看護師認定審査に合格し、複雑で解決困難な看護問題を持つ個人、家族及び集団に対して、水準の高い看護ケアを効率よく提供するための、「精神看護」の専門看護分野の知識及び技術を深めた者とされている。

専門看護師は、大学院博士前期課程（修士課程）で養成され、専門看護師に求められる役割は「実践」「相談」「調整」「倫理調整」「教育」「研究」の6つとなっている。2011年2月現在、日本における精神看護専門看護師数は68名である。

5. ケース その❶

このケースは、第 18 回日本看護研究学会 近畿・北陸地方会学術集会 シンポジウムにおいて一部を紹介した。

6. 患者—看護師関係形成

看護は目的をもった活動である。患者—看護師関係形成とは、その目的達成のために患者と看護師との間に教育的・治療的関係を意図的に創り出していくことをいう。

7. ジャニス（Irving L.Janis）

ストレスに満ちた出来事や、欲求不満の結果引き起こされる人格的変化について論じた心理学者である。引用した文献の初版は 1969 年に発刊されている。

ジャニスは、外科患者のストレス耐性について最近手術を受けた 150 名の患者を対象に質問紙法によって調査している。その結果、術前に高度の恐怖感を抱いた人と軽度の恐怖感を抱いた人は術後の適応が悪く、通常の処置すら拒否しようとしたが、中等度の恐怖感を抱いた人は、術後の適応がよく、回復への高い士気をもち医療者とも良い人間関係を築いたと報告されている。ここから、人間は術後に起こることを術前にある程度心配して恐れておくことが術後の適応を促進させるといわれるようになった。

しかも、前もって心配していた人とそうでない人との差は、前もって受け取った情報の量だけであることが明らかになり、このことから、前もって情報を得て心配しておくこと（予期的心配）と、医療者が前もってその心配を解決するための情報を提供すること（予期的指導）が術後の適応を促すために有効な方法だといわれるようになった。

現在、どの施設においても手術患者や家族に対する術前オリエンテーション、あるいは検査前のオリエンテーションが行われている。その根拠はこのジャニスの研究結果にある。

8. カメラ（ファイバースコープ；内視鏡）

胃の内視鏡は、以前は先端にレンズがあり、そこからの光学信号が細いガラスの束（グラスファイバー）を通して、手元のカメラに伝わる構造をしていたため、これを胃カメラあるいはファイバースコープと呼んでいた。近年はデジタルカメラと同じ CCD 素子が先端にありそれを電気信号として記録している。

光を通すという意味ではグラスファイバーである必要はないが、口から食道を通じて胃の中に挿入し、自由に胃内を観察するために柔軟なファイバー素材は引き継がれている。内視鏡というのは体の内側を視るための筒状の道具という意味であり、ここでいう「鏡」とはミラーの意味の「かがみ」でなく、望遠鏡とか顕微鏡と同じくスコープという意味での「鏡」である。

現在、嘔吐反射の誘発が少ない経鼻内視鏡検査（鼻から入れる胃カメラ検査）が普及しつつある。

9. マウスピース

ファイバースコープが患者の歯で噛まれないよう保護する器具である。

10. 内視鏡検査室

内視鏡検査を行う検査室である。患者が横たわるベッドと、内視鏡装置が複数備えられていることが多い。

11. キシロカイン®ビスカス（経口表面麻酔剤）

キシロカインは表面麻酔剤で、末梢神経を一時的に麻痺させ、喉の反射を抑えたり、喉や食道の痛みを抑える。ビスカスとは粘りのあるという意味であり、どろっとした性状であることから、口腔や咽頭、食道の粘膜に付着することで効果的な表面麻酔効果を得ることができる。

12. 口腔内の不快感

ここでは、口の中がべとべとしているような、中に何かが残っているような、中に何かがへばりついているように感じる気持ちの悪さをいう。

13. ブスコパン®

胃や腸の壁にある副交感神経の働きを遮断することで過度の緊張や痙攣を和らげ、結果として腹痛を抑える薬である。

一般名は、ブチルスコポラミン臭化物である。

14. 左側臥位

身体の左側を下にして横になった姿勢をいう。

15. 十二指腸球部

十二指腸の最も胃に近い部分であり、球状をしている。胃から十二指腸に移行していく部位であり、胃と同様に潰瘍を生じやすい。

16. ファイバースコープ

内視鏡と同義に使うことが多い。正確にいえばグニャグニャ曲がるスコープのことであり、金属製の堅いまっすぐな内視鏡（例：膀胱鏡、腹腔鏡）は通常ファイバースコープとは言わない（p.158 の補註 8「カメラ（ファイバースコープ：内視鏡）の項を参照)。

17. ポリープ

タコのいぼのように、胃などの粘膜が部分的に盛り上がったものをいい、悪性・良性両方のものがある。

18. 生検

病理学的検査により、確実な診断を行うために、生体組織の一部を専用の器具で採取すること。

19. 膿盆

ソラマメのような形をしたトレイのことである。ステンレス製・プラスチック製・紙製の 3 種類がある。吐いた物や膿などの汚物を受けたり、外傷処置時に血液がしみ込んだガーゼや摘出した組織、切除した組織などを入れたり、使用済の医療器具などを一時的に入れておく時使用される。

20. 身体侵襲

生物の正常で安定したバランスを乱す有害な刺激に対して引き起こされる生物の反応をいう。人間にとって典型的な侵襲は手術や麻酔、外傷などであるが、感染や腫瘍も侵襲となる（p.65 の補註 58「侵襲」の項を参照）。

21. 共感的態度

人と人との関係において、自分ではない相手の気持ちを理解しようと努め、あたかも自分のことのように感じ、その感覚を相手と分かち合おうとする態度のことをいう。

22. 頸部脊柱管狭窄症（cervical stenosis）

脊柱管とは、脊椎（背骨）のうち椎体（臼のような部分）と椎弓（背骨の背中側のでこぼこしているところ）の間のスペースであり、そこを中枢神経である脊髄（大切な神経の束）が通っている。

頸部とは文字通り首の部分であり、頸部脊椎管とは首の部分の背骨に囲まれた脊髄（頸髄という）の通る管だと理解すればよい。個々が狭くなる（狭窄）と、中を通っている脊髄が圧迫され、いろいろな神経の症状が出現する。

頸部脊椎管狭窄症は、発達性狭窄と変性狭窄に分けられる。C さんは前者による狭窄である。成長に伴う脊柱管の狭窄状態で、比較的若い人に症状（両上下肢のしびれ、脱力感、肩こりなど）が出現しやすい[1) 2)]。

1) 岩﨑喜信、飛騨一利：脊椎・脊髄疾患の外科、p.74 ～ 91、
三輪書店、2006.

2) 勝呂徹、出沢 明：ナースの整形外科、p.184 ～ 185、中外医学社、2005.

23. 脊柱管拡大術

脊髄が通る脊柱管を拡げて脊髄の圧迫を取り除く手術である。脊柱管は骨性のスペースであるため、まず棘突起を切除し、次に取り囲んでいる骨の一部（椎弓）に線状の切込みを入れ、また椎弓の外側に溝をつくり、圧迫を取り除くために椎弓を開大して骨スペースを拡げる手術である[1)]。

C さんは、頸の後ろに正中切開を加えて行う後方到達法で脊柱管拡大術を受けた。脊柱管を拡大する方法にはさまざまな方法がある[2)]が、C さんには、ドアを開けるように椎弓を広げて脊柱管を拡げる片開き法が適用された。広げたところが閉じないよう糸で固定されている。

1) 岩﨑喜信、飛騨一利：脊椎・脊髄疾患の外科、p.86、三輪書店、2006.

2) 同上、p.85.

24. 正中切開創

正中とは「ど真ん中」という意味であり、頭とつま先を結ぶ線の内、一番真ん中の線をいう。正中切開創とは、胸や腹、首の後ろなど各身体部位の中央部を縦に切開したときにできる傷のことをいう。人間の体は左右対称であり、正中で切開することで筋肉等を切断しないで済むメリットがある。

25. 頸部固定帯（ソフト頸椎カラー）

p.48の補註45「頸部固定帯（ソフト頸椎カラー）の項を参照。

26. 頭皮の汚れに関するエビデンス

頭皮は、洗髪後3日目から急激に不潔度が増す[1,2]といわれている。

1) 加藤圭子：安静臥床を要する入院患者の洗髪に関する基礎的研究（I）——頭皮皮表のトリグリセルドと遊離脂肪酸および自覚症状との関係、米子医学雑誌、49（1）、p.35～44、1998.

2) 加藤圭子、深田美香：頭部の皮脂と洗髪——洗髪による頭皮皮表皮脂の変化、臨床看護、26（3）、p.414～420、2000.

27. 上皮組織

組織とは細胞の集団であり、上皮組織とは、体表面や管状になった臓器（消化管、呼吸器など）などの表面を覆う細胞が、1層もしくは複数の層が重なり整然と並んだ組織をいう。一般には、皮膚、粘膜などがこれに相当する。

28. 癒合

何らかの原因で離れていた組織がくっつくことをさすが、ここでは切開により離れていた皮膚や筋肉が再びくっつき、傷口がふさがる過程をさしている。

29. 時期

ここでいう時期とは創が上皮化される時期のことで、術後24～48時間で上皮化されるといわれている。また、湿潤環境が創傷治癒を促進することが明らかにされたことにより、1999年に米国疾病管理センター（Center for Disease Control and Prevention.：CDC）から手術部位感染（Surgical Site Infection：

SSI）に関するガイドライン[1]が示されたことに拠る。

1）Mangram AJ、Horan TC、et al：Guideline for prevention of surgical site infection、1999. Infect. control hosp. epidemiol、20（4）、p. 247 ～ 278. 1999.

30. ケリーパッド

Kelly's pad という。もともと米国の外科医 Kelly が手術中の廃液を集める方法として開発したもの[1]である。

1）深井喜代子編：基礎看護技術ビジュアルブック―手順と根拠がよくわかる―、p.58、照林社、2010.

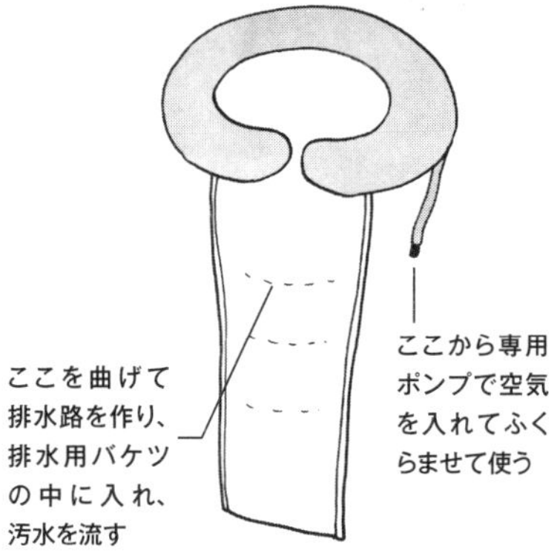

31. 洗髪車

電源を入れることで、湯水タンクにおいて湯の保温ができ、受水器に渡されているゴムベルトの上に頭を乗せてシャワー機能を使うことができる。ベッドサイドに運んで洗髪をすることができる。また汚水は排液タンクに溜めておくことができて、洗髪終了後は排液する。

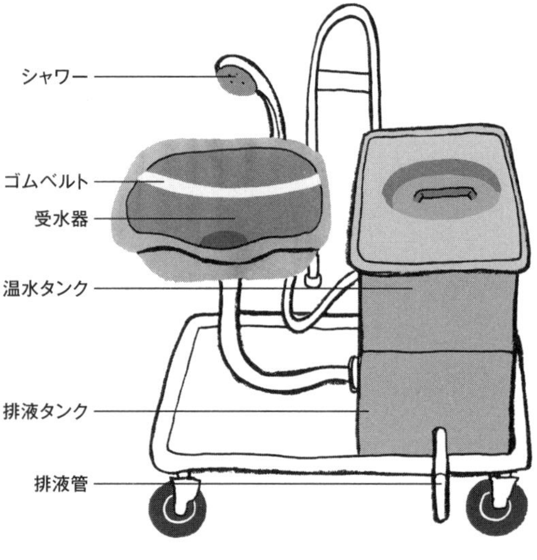

32. 仰臥位

背中全体を下にして、上を向いて寝たときの姿勢をいう。

33. 被覆材

医療においては傷口を覆う（ドレッシング）もの（材料）をいう。代表的なものは「ガーゼ」である。最近は傷口に密着する薄いフィルム状のものや、被覆剤そのものが創傷治癒（傷が治る過程）を促進するような材料もよく用いられる。

34. 被覆材に関するエビデンス

CDC の SSI に関するガイドライン[1]では、術後 24 ～ 48 時間、滅菌された被覆材で保護することを強く勧めている。ただし、肥厚性瘢痕予防の観点から術後 24 ～ 48 時間以降の被覆を推奨するという報告もある[1][2]。

1) Hein、N：Facilitated Wound Healing Using Transparent Film Dressing Following Mohs Micrographic Surgery、Arch. Dermatol.、124、p. 903 ～ 906、1988.

2) Michie、DD：Influence of occlusive and impregnated gauze dressing on incisional healing、Ann. Plas. Surg 、32（1）、p.57 ～ 64、1994.

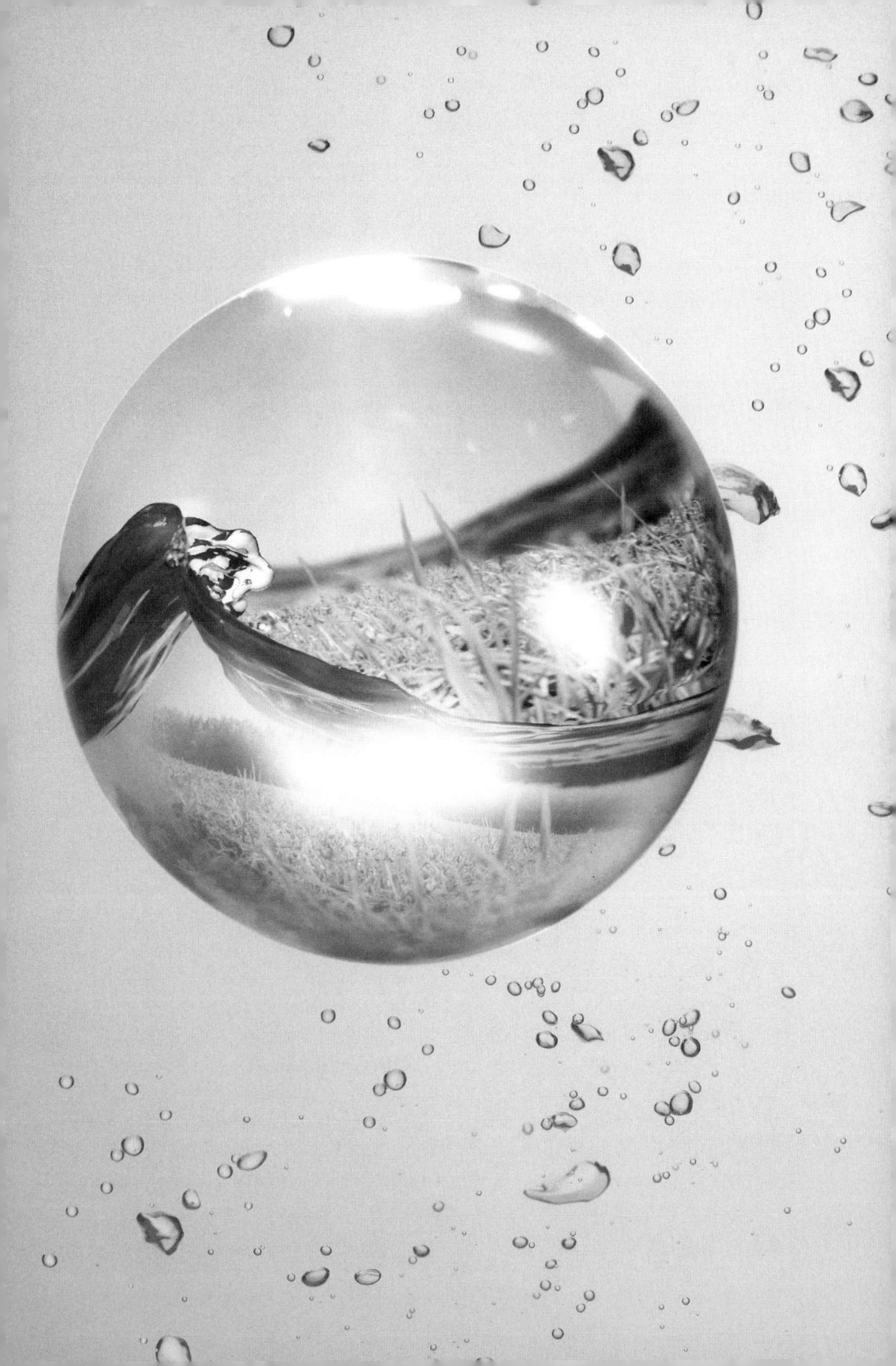

“身体から入って心に到達する”とは

6つのポイント

❶ 看護師は、常に患者さんに関心を向け、問題の有無をアセスメントし、なぜその問題が起きているのかについて患者さんと共に状況を分析し、問題解決の方向を思考していました。

看護師が患者さんを支援するためには、普段から患者さんに関心を向けていなければなりません。そうでなければ患者さんがどのような状況にいるのか知りようがありません。関心の向け方は観察やコミュニケーションがありますが、患者さん側に関係性を認知されるには言語や行動によるコミュニケーションが必要です。

看護師が患者さんに関心を向けることは、患者さんにとっては「関心を向けられている」とか「心配されている」「気づかってもらえている」という受け止め方になり、看護師に対する信頼への始まりとなっていました。

❷ 看護師は、患者さんに起きている身体的・精神的状態を正確に感受しようと努め、感受したことを患者さんに伝えることで患者さんと類似した感情を持っていることを伝えていました。

患者さんと類似した感情を持つことは共感と表現できるでしょう。

これは関心を向けているからこそできることです。共感は、患者さんにとっては個別的な配慮を受けていると感じられることにつながり、患者さんの中に苦痛に耐える力が引き起こされていました。

また、自分の不快さなどを看護師はわかってくれているという気持ちが患者さんの中に呼び起こされ、看護師への信頼感が高まっていました。

❸ 看護師は、患者さんの考え方や行動を認めていました。

看護師が患者さんの考え方や行動を認めることにより、患者さんは看護師に自分の気持ちをわかってもらっていると思うことができ、さらに努力を認められることで自分の力を信じることができ、他者に頼らず自分で解決していくための力を奮い起こすことができていました。

❹ 看護師は、患者さんの考え方や行動をタイミングよく後押しし、励ましていました。

具体的なゴールが示され、自分の考えや努力が後押しされることで患者さんはより集中して力を出すことができていました。

❺ 看護師は、結果を評価して患者さんの達成感を増幅していました。

患者さんの努力の結果を認め、さらなる結果が得られると励まし、後押しすることで、次に起こる問題に対しての解決意欲が高まっていました。

❻ 看護師は、常に患者さんをかけがえのない独自の存在として尊重していました。

たとえば、寒さに気を配り、麻酔中はずっとそばに付き添い、可能な限り患者さん固有の好みを取り入れた洗髪方法で行い、その人のリズムを守り、丁寧な言葉を使い、細部にわたって気づかい、心をこめて患者さんに対応していました。

患者さんは、人として尊重されることで、孤独感など負の感情の増幅が抑えられ、うれしさや喜びの気持ち、心地よさを感じることができていました。

「ケアリング」に基づいた行動

以上のように看護師は、患者さんとの関係性を形成し、自分のことを看護師にわかってもらえているという感情を患者さんにもたらし、認め励ますことで患者さんが自分を信じることを可能とし、自分を鼓舞する力を引き出し、それを高めるとともに、患者さんを人として尊重することでうれしさや喜びの気持ちをもたらしていました。

キャロル・レッパネン・モンゴメリー(C.Leppanen Montgomery)[35]は、自分で自分のケアをする気持ちが高まること、生きることの高揚感を経験することはケアリングの効果だと述べています[2)]。また、ミルトン・メイヤロフ (Milton Mayeroff)[36]は、一人ぼっちだとは感じないで理解されていると感じられ、おだてられているのではなく励まされていると感じられることができるのはケアリングの効果だと述べています[3)]。シグリダー・ハルドスドッティ(Sigrídur Haldósdóttir)[37]らは、ケアリングはケアの受け手に安寧と癒しの感覚をもたらし、エンパワメント[38]を高める効果があると述べています[4)]。

したがって、ケース❶のYさんとケース❷のCさんにかかわっていた看護師は、本質的にはケアリングがもたらす効果と同じ効果を患者さんにもたらしたといってよいと思います。このことから看護師の行動はケアリングに基づいた行動だったといえます。

補註

supplementary note

35. キャロル・レッパネン・モンゴメリー（C.Leppanen Montgomery）

コロラド大学健康科学センター看護学教授。コロラド大学で精神科看護の修士号、デンバー大学でコミュニケーション学の博士号を取得した。クリニカル・ナース・スペシャリストとしても活動している。コロラド大学ヒューマンケアリングセンターの準職員として、ケアリングの研究に携わっている。

36. ミルトン・メイヤロフ（Milton Mayeroff）

ニューヨーク州コートランドにある州立大学の哲学の教授である。コロンビア大学にて、博士の学位を得た。医療者ではない。代表的な著書は『ケアの本質（On Caring）』である。1971年に出版された本書は、特に医療者向けに書かれたものではないが、「一人の人格をケアするとは、最も深い意味で、その人が成長すること、自己実現することをたすけることである」との提言は、医療に限らない広義のケアを論じたものとして広く読まれている。

この著書は、1965年「季刊国際哲学（The International Philosophical Quarterly）」に発表された同名の論文『On Caring』が土台となっている。どちらも、ケアリングについて、ケアすること、ケアの意義などについて論じている。

37. シグリダー・ハルドスドッティ（Sigrídur Haldósdóttir）

この論文を発表した当時（1997年）はアイスランドにあるアキュレイリ（Akureyri）大学保健科学部の学部長（Dean）であった。看護学修士及び博士号を有する看護師であり、看護学教育者である。

38. エンパワメント

1960年代から人種や性別と関連して社会的な弱さを持つ人々が、自分の持つ力を発揮できるよう社会や環境を変革させようとして提案された概念である。「力をつける」「力を持つ」などと訳されることが多い。看護領域では1980年代から用いられるようになった。

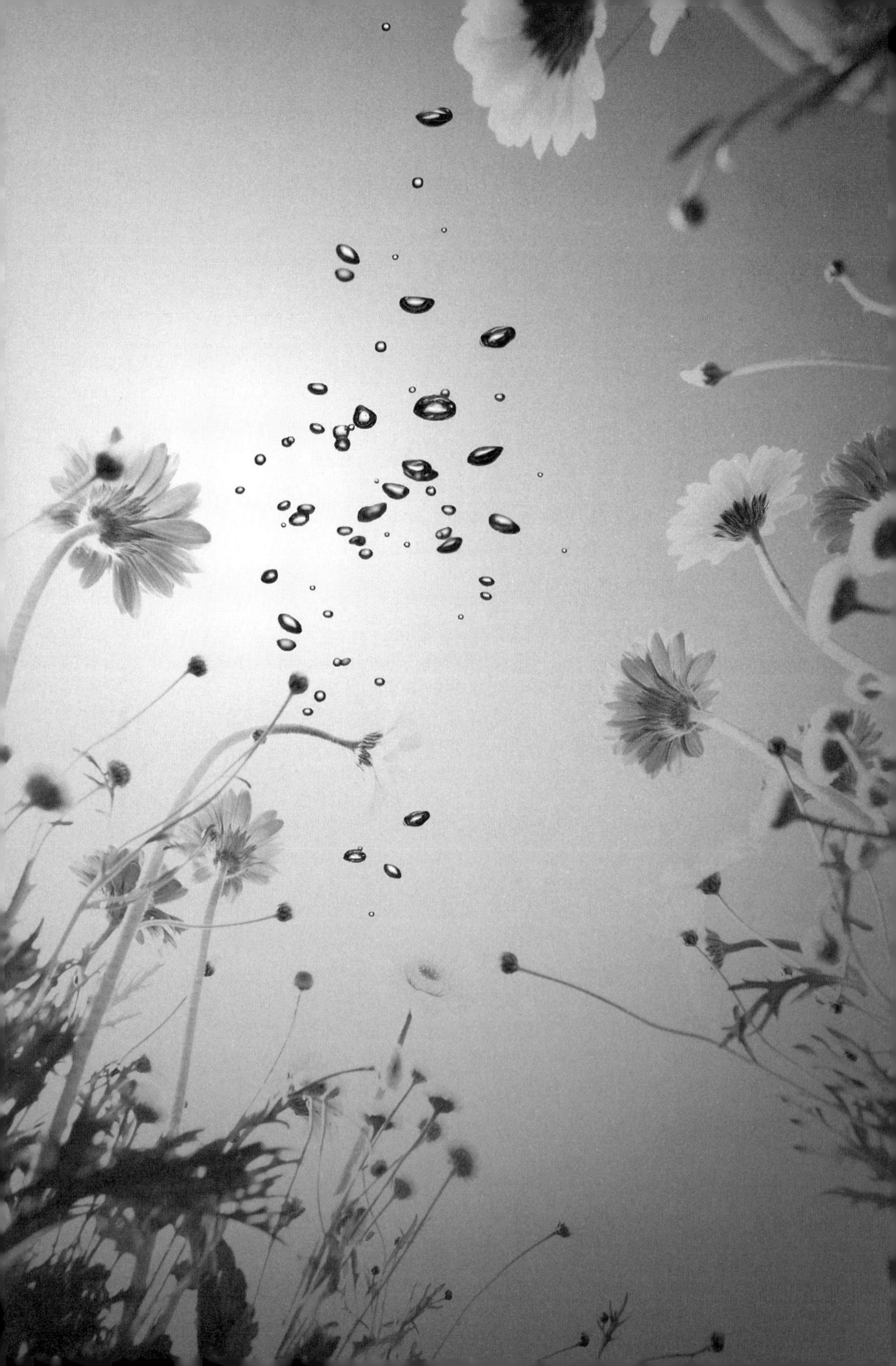

「ケア」と「ケアリング」について

何かを「どのようにするか」の大切さ

ケアリングは、ケア / ケアリングと対で用いられる[5] ことがよくあります。

ケアとは、「世話をする」「心配する」「関心を向ける」など「行う」「する」という動詞形で用いられる側面と、「気づかう」「心を配る」「関心を向ける」という心理的態度（attitude）を意味する２つの側面があります。

一方、ケアリングと単独で用いるときには、どちらかといえば「気づかう」「心を配る」「関心を向ける」という心理的態度に重点を置くことが多いようです[6]。

したがってＹさんやＣさんのケースにおいて看護師は、ケアリングを基幹としてそれを具体的行為に転換して表現していたといえます。

さらに、ケア / ケアリングを論じる上で大変重要なことは、それらが行われた結果、ケアする人にもケアされる人にも双方に充足感や満足感がもたらされ、互いに成長するという性質を持っていることです。決して一方が与えられ、一方が与えるという一方向的な関係ではないことです。

ケアリングを基幹としたスキルだからこそ、そのスキルはやがて患者さんの心に到達し、患者さんの心に作用し、心のうちにある主体性・能動性を引き出していったのです。同時に、自ら生み出す進化するスキルによって看護師自身も癒され、生きていく力や仕事上の充足感などを得て、医療の専門職としてその使命を果たしていくエネルギーが心の中にわきあがってきたのです。

このことは、第２章において、「何かを『する』というのではなく『ど

episode⑥ ケアリング その１

大腸内視鏡検査を受ける70歳代の患者さんでした。患者さんは認知症を抱えておられました。肛門部から内視鏡が挿入され検査が始まりました。

直腸からＳ状結腸を過ぎた頃だったかと思います。私は、患者さんの表情を観ようと思い、医師が立っている側から検査用ベッドを挟んで向こう側に行こうとしたとき、不注意から患者さんの大腸内部を映し出しているテレビに頭をあててしまい、「ゴツン」と大きな音がしたのです。

後で聞くと医師は「何やってんだ！ 検査中はウロウロするな！」と叫びたかったそうです。ところが患者さんは「だ・い・じょ・う・ぶ・か」と、ひと言ひと言ゆっくり発声しながら、私を気づかって下さったのです。普段はめったに自発的発語のみられない患者さんなのですが…。

通常、大腸内視鏡検査は多くの方がつらい検査だといわれるその検査の真最中です。自分のことだけで精いっぱいの状況のはずです。私は驚きました。医師も私にきつく注意するタイミングを失ったそうです。

「お気づかいありがとうございます。私は大丈夫です。○○さんはいか

のようにするか』によって、行為の総称は同じであってももたらされる結果は異なってくる」と述べたことと本質的には同じことを意味しています。

がですか？」と聞くと、ニコッ、と笑われました。きっと大丈夫だという意味だと解釈しました。

検査中に切除したポリープ※の組織検査の結果、大腸がんと診断されました。医師がそのことを伝え、さらにお腹を切って手術をしなければならないと伝えたとき、一瞬とまどったような、照れ笑いのような表情をなさったので、私はその患者さんの言葉を聞こうと思い、しっかりと患者さんの目を見たところ、わあっと泣かれました。衝撃・つらさ・不安を泣くことで示されたのだと思いました。

その患者さんは大腸がんとは別のことで長く通院されていた人でした。通院中に下血が始まり、急いで検査を受けたのです。長い通院期間中に患者さんの認知症は進行し、意思疎通が次第に困難になっていきましたが、患者さんを常に尊重し続けました。その延長上での大腸内視鏡検査でした。

※通常のポリープはスネアと呼ばれるワイヤーでポリープの根元をしばり電気で焼き切る。

ケアを紡ぐ

進化する看護のスキルとは、ケアリングを基幹とした看護の行為すなわちケアを紡ぎながら患者さんと看護師との間に繰り広げられていく非常に複雑な患者―看護師の相互関係性という文脈があってはじ

episode 7　ケアリング その2

その日、両眼ともに視力を失った50歳代の女性患者さんの担当になりました。患者さんと一緒にベッド周りの整理整頓をしようと考え、その患者さんの意向をお聞きしながら進めました。

触るだけでそれが何であるかすぐにわかる、自分からどの程度離れたところに衣装ケースがあるかという感覚もきちんと身につけておられました。私はその能力に感嘆し「今このようにできるようになるまで、どれほどの努力をなさってきたのか私にはとうていわかりませんが、でもいいようのないほどの努力を積み重ねてこられたのだろうということは十分にお察しします」と伝えました。

「ありがとう。そう言って下さって。実は私にはあなたの顔が見えるのですよ」と言われました。「えっ、見えるのですか？」。

とっさに何の意味もない返答をしてしまいました。「もちろん映像では見えませんよ。でもね、声の調子や感じる気配で見えるの。心の中で顔

めて生まれるダイナミックで生き生きとした、そして患者さん個々に応じたオーダーメイドのスキルであるといえるでしょう。

このような進化する看護のスキルが、身体から入るケアを患者さんの心に到達させ、心に作用し、心を動かし、さらに看護師自身の心をも動かすのです。

が浮かぶ。本当の眼じゃないけど心の眼でみえるっていうのかなあ」と。そして「あなたも今見えないのに見えるって言って下さったでしょう。私がこれまでどうやって暮らしてきたかなんて見ていたわけじゃないのに、見えるっていうか察することができるって言ってくれたでしょう。人間、見えないものを見ようとすることが必要なのよね。本当に見えている人でも見えてないことっていっぱいある。視力失って初めてわかりました」。

それ以降、その患者さんは、私の声を聞くと「今日の顔は少し疲れている」「今日はいい顔している」と言って下さるようになりました。見透かされているという恐ろしささえ感じさせられながらも、見えないものを見ようとすることの大切さ、人間の言葉の調子や醸し出す雰囲気もその人を表す大切な要素であることを伝え続けて下さいました。そして、それをとおして私は自分を振り返るきっかにさせていただいていました。

【 引用文献 】

1) Janis、I.L.：ストレスと欲求不満――こころの健康のために、秋山俊夫他訳、p101 ～ 122、北大路書房、1984.
2) キャロル・レッパネン・モンゴメリー：ケアリングの理論と実践――コミュニケーションによる癒し、神郡博、濱畑章子訳、p.116 ～ 124、医学書院、1995.
3) ミルトン・メイヤロフ：ケアの本質――生きることの意味、田村真他訳、p. 92 ～ 102、ゆみる出版、1993.
4) Halldórsdóttir S.、et.al：Caring and uncaring encounter within nursing and health care from the cancer patient's perspective、Cancer Nursing、20(2)、p.120 ～ 128、1997.
5) Madeleine M.Leininger：Caring ―― An Essential Human Need、p.9 ～ 15、Wayne State University Press Detroit、1988.
6) 安酸史子：第 28 回日本看護科学学会会長講演、ケアリング・サイクルの形成に向けて、日本看護科学会誌、29(2)、p.38 ～ 44、2009.

【 参考文献 】

1) Em Olivia Bevis & Jean Watson：Toward a Caring Curriculum ―― A New Pedagogy for Nursing、National League for Nursing、New York 1989、
2) 秋元典子：健康にかかわる日々の生活を支えている、菱沼典子他編集・執筆：看護の原理――ケアすることの本質と魅力、第 2 章第 1 節、p.83 ～ 91、ライフサポート社、2009.
3) 秋元典子：手術患者の日常生活ケアのエビデンス――術後の清拭、臨床看護、32(12)、p.1769 ～ 1779、2006.
4) ジーン・ワトソン：ワトソン看護論――人間科学とヒューマンケア、稲岡文昭、稲岡光子訳、p.75 ～ 89、医学書院、1992.
5) 秋元典子監修：ターミナルを生きる――患者と家族のこころを支える看護、学習研究社、2003.

第4章

看護の約束

看護のアイデンティティについて

第１～３章にわたり看護が行っている専門的な活動、つまり人々に看護ができることを示してきました。この活動を実践するには、看護師自身が明確な自己確信、すなわち、「看護とは何々である」と名詞形で言明できる看護のアイデンティティを持っておくことが不可欠です。

看護のアイデンティティを、私は次のように考えます。

「看護とは、その人の最適な健康状態をめざして、その人の主体的な24時間の生活の営みを、その人にふさわしく整えることである。具体的には、呼吸・循環・食・排泄・移動・睡眠・清潔・更衣などの日常生活行動の１つひとつを、その人の病態や行われている治療、その人の生活様式などをふまえて適切に支援し、その人の命を守り、日常生活を維持する働きである」

この働きを、誠実に、真摯に、誇りをもって地道に成すことにより、看護はこれまでも、そしてこれからも、人々の「命を守り、暮らしを支える」ことを社会に約束します。

最終章である第４章では、看護のアイデンティティについて筆者が考えるところを述べ、この自己確信を具現化することにより、看護は人々の「命を守り、暮らしを支える」ことを社会に約束する専門職であることを述べたいと思います。

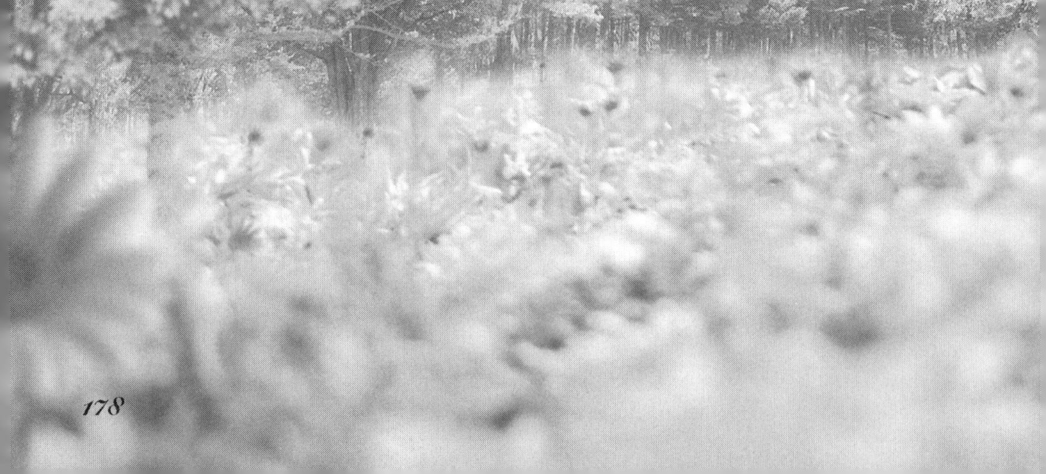

「約束」を守るための
アイデンティティ

これまで述べてきたように、看護のオリジナリティは、常に人間を全体的存在として（as a whole）捉えようとする視点を持って、人々の日常生活行動を支援すること（療養上の世話）です。

ですから、看護師は、病気を抱えて暮らす人々の日常の細々した生活行動の１つひとつを整えることにより、人間が持っているすばらしい自然治癒力が十分に発揮できる状態を創り出し、ひいては人間の命を守り、人間の生きる力を強めています。

看護の専門性とは

また、看護の専門性とは、看護のオリジナリティである日常生活行動の支援と、診療の補助業務の両方を融合させて担うことです。

ですから看護師は、交代勤務をしながら24時間患者さんの一番近いところにいて、生命徴候　(バイタルサインズ)[1]の観察・測定・判断・対処・報告を行い、医療機器を操作し、その患者さんの病態を十分に考慮し、治療の意味を保ちながら生活環境を整え日常生活行動の支援を行いつつ生命力の消耗を最小にすることにより命を守っています。

そして看護師は、医行為を行うことに集中する医師の行為の介助をしながらも同時にその処置を受けている、あるいはその検査を受けている患者さん全体の状況を常に観察し、アセスメントし、寒くはないだろうか、不必要な緊張を強いられてはいないだろうか、苦痛な表情をすることで痛みを訴えてはいないだろうか、体位の保持はできているだろうか、と常に患者さんとその周辺環境に気を配り細かい丁寧なケアを行っています。

つまり看護師は、日常生活行動の支援という看護のオリジナリティと医師の指示のもとで行う診療の補助業務とを相互につなげ融合させたケアを提供できる専門職なのです。このような看護の活動を一言でいうなら「命を守り、暮らしを支える」活動といえるでしょう。

社会に対してできること

したがって、看護は社会に対して何ができるかというと、それは、常に人間を全体的存在として（as a whole）捉え、人々の「命を守り、暮らしを支える」ことです。

看護はこのような活動を行うことを社会に約束します。この約束を守ることが他の医療職とは異なる看護の優れた専門性であり、看護ケアの真髄であり、看護の目標であり、看護の使命です。

しかし、この社会との約束を守るには、私たち看護師自身が明確な看護のアイデンティティ[2]を持っていなければなりません。

最終章となる本章では、看護が社会との約束を守るための基盤となる看護のアイデンティティについて述べてみたいと思います。それには、まず、アイデンティティという少々難解な用語についての説明からはじめるのが妥当かと考えます。

看護のアイデンティティとは

職業的アイデンティティ

アイデンティティ(identity) とは、エリク・H・エリクソン (Erik、H.Erikson；1902 ～ 1994)[3] が提唱した概念であり、本来訳しにくい用語ですが、一般には自我同一性とか自己同一性などと訳される非常に多義的な用語です。

そのため、アイデンティティという用語を簡単に定義することは難しいのですが、一応、「私は何々である」という自己確信をいうとされています。この自己確信には、自己意識の連続性、自分が自分であること、自分の性格・目標・使命などをはっきりと捉え、それらを自分で動かしているという実感が伴うとされています[1)]。

人間が社会的存在であるという視点や役割意識をもつ存在であるという視点からみると、一定の社会あるいは集団のメンバーとして他のメンバーとの間に連帯感を持ち、目標、価値観を共有し、役割を遂行することで集団との一体感を持ち、肯定されているという実感を持てていることともいわれています[1)]。

神谷 (神谷美恵子；1914 ～ 1979)[4] は、アイデンティティを自我同一性とか自己同一性と訳してもピンとこないとして、この用語が意味するところは 「自分は何ものであるか、自分はどこにどう立ち、これからどういう役割と目標に向かって歩いて行こうとするのか」[2)] という内容であるとしています。

したがって看護のアイデンティティとなると、個としてのそれというよりも看護という仕事 (職業) をする者としてのアイデンティティ、すなわち職業的アイデンティティのことをさすということができます。

職業的アイデンティティとは、職業人として自分はどのように仕事とかかわっていくのか、職業を通して自分らしさをいかに育んでいくのかという社会に対する公的な自己定義といわれています[3)]。

「看護とは何か？」についての答えを用意する

このような職業的アイデンティティは、看護師の場合にはその人の看護観つまり看護とは何であると捉えているかを象徴するといわれています[4)]。また、看護実践は、自分の看護観に支えられた看護師の行動と捉えることができます[5)]。したがって、看護師個々の職業的アイデンティティは看護師個々の看護実践を形作ることにつながります。

看護師が常に人間を全体的存在として（as a whole）捉え、人々の「命を守り、暮らしを支える」という社会との約束を守るには、その約束を看護実践という具体的な形にしてあらわすことが不可欠です。それには看護師個々の職業的アイデンティティ、すなわち「看護とは何である」と捉えているか、換言するなら、「看護とは何か？」についての答えが確立していることが不可欠となるのです。

アイデンティティを「私は何々である」という自己確信とし、職業的アイデンティティを社会に対する公的な自己定義とすれば、看護のアイデンティティとは看護師集団としての言明及び看護師個人としての言明の２つの意味を含むと考えられます。以下これらについて説明します。

看護師集団としての言明

看護のアイデンティティを看護師集団としての言明とする立場をさらに詳細に分類すれば、以下の２つの解釈が可能であると考えられます。

❶ 看護のアイデンティティとは、看護師一人ひとりから構成される看護師集団を巨大な一人の人物と見なし、集団として「看護師とは何々を行うものである」「看護師とは何々をする専門家である」と公人としての定義を動詞形で役割として言明する集団としての自己確信です。

❷ 看護のアイデンティティとは、上記❶で述べた「行う」「する」という行為は「何を目指して、何を目標に行うのか」、あるいは「何を目指して、何を目標としてするのか」という看護実践の根拠、あるいは道しるべともいうべき看護の理念を「看護とは何々である」と公的な集団としての自らへの定義を名詞形で目標として言明する集団としての自己確信です。

看護師個人としての言明

看護のアイデンティティとは、看護師個々が自己の看護観を反映させた形で「看護師としての私とはこのようなものである。このような役割をもちこのような目標に向かって歩いて行くものである」と自己定義することであり、一人の看護師としての役割やめざす目標を社会に向けて名詞形で言明する個人としての自己確信です。

以上のことから、この章で「看護のアイデンティティ」と用いる場合は、看護師集団として「看護とは何々である」と名詞形で言明し、それを社会に向けて発信する集団としての自己定義であり自己確信であるとする立場にたって論を展開したいと思います。

また看護のアイデンティティと職業的アイデンティティとの関連については、看護師集団の職業的アイデンティティを看護のアイデンティティと表することにします。

以上、看護のアイデンティティとはどのようなことをいうのかについて確認しました。用語の説明が長くなりましたが、アイデンティティという用語が多義的用語なので本章で用いる場合の意味の確認は不可欠だと考えたからです。

ここから、看護のアイデンティティそのものの内容に踏み込んでいきたいと思います。

まず本章のテーマを象徴する事例を紹介します。この事例は、看護のアイデンティティ危機を体験しながらもなんとかそれを回避し、看護のアイデンティティを確立させたある看護師のエピソードです。

この事例をとおして、看護のアイデンティティとは何か、そのことが、看護が社会との約束を守ることとどのように関連するのかについて考えてみたいと思います。

「看護とは何か？」という問いに対する答え

➢ ある看護師のケースから――【Mさん（29歳）の場合】

脳神経内科病棟に勤務する看護師Mさんは、深夜勤務が終了したので帰宅準

備のため更衣室に向かおうとしていました。

その日の深夜勤務では、解熱目的の坐剤投与後に大量の発汗がみられた患者さんがおられ、Ｍさんは、その患者さんの汗ばんだ身体をお湯で拭き、寝衣やシーツを計３回交換しました。勤務終了直前にも全身清拭と更衣をしたばかりでした。

エレベーターのボタンを押して到着を待っている間に何気なく横を向くと、前方に広がる自分の勤務する病棟の廊下と病室が視野に入りました。と、その時、突然「看護って患者さんの日常の身の回りのお世話をさせていただくこと。そこだけは医師とは全く違う。医師をはじめ病院中で働いている他の誰にもできないこと」という考えが浮かんだのです。

その時、「看護とは何か？」と考えていたわけではなかったのですが、これまでＭさんのなかで答えがつかめないままくすぶり続けていた「看護とは何か？」という問いへの答えが突如としてひらめいたのです。

Ｍさんは、看護系大学卒業後、４年間臨床看護師として仕事をした後、辞職して看護系の大学院修士課程に進学し、修了後再び臨床看護師として病院に就職しました。これは、その就職先の病院での出来事です。就職後すでに８カ月が経っていました。

Ｍさんは、修士課程在学期間中、コースワーク[5]としても自発的にも多くの国内外の看護理論家[6]の書物を読みあさりました。その内容をまとめてプレゼンテーションしたことも１度や２度ではありません。しかし、そうすればするほど看護に関する考え方の多様性に振り回されていく感覚に陥り、Ｍさんは看護とは何かがつかめなくなっていきました。

「看護とは何か？」と追求しているにもかかわらず、逆に混沌とした気持ちを抱えるようになっていったのです。後で考えれば、現象としての多様性に目を奪われ、その本質をつかむことができなかったのが実情だったのですがその時点ではそのことに気づけなかったのです。

Ｍさんは、修士課程修了後は看護学教育を担う教職に就きたいと希望していたのですが、看護が何であるかを説明できないのでは学生の前にも立てない、もう１度臨床の現場に戻り実践の中で看護とは何かを確認しなければ、それまでにぼんやりながらも持ち合わせていた看護のアイデンティティが失われていってしまうと感じたのです。

アイデンティティの危機に陥りそうになったＭさんは、危機回避を願って、再び臨床看護師としてスタートしようと考えて交代勤務をする病棟看護師として就職したのです。

しかし、看護師として働き始めてみると、看護とは何かへの答えが見つかるどころか、逆に時間に追われ、決められた最低限のルーチンワークを遂行することで精一杯な状況に陥りました。

心身の疲労は極限状態となり、看護とは何かと深く思考するエネルギーすらわいてこない日々の中で、入職時に心の中にもっていた「看護とは何か？」という問いの存在すら意識から遠のきかけていました。

そのようなとき、同窓生の活躍ぶりを耳にしたのです。同窓生から良き刺激を受けたＭさんは、病棟看護師として日々の仕事をしながら、根源的な疑問、「看護とは何か？」への答えを再び模索し始めていたところだったのです。

「変革体験」に出会う

エレベーターが到着するのを待っている間にＭさんの意識に突然浮かんだ看護を説明する文言は、このようなＭさんの重苦しい日々の連続を打ち破る出来事となりました。

神谷[6)]は、著書『生きがいについて』の中で、心のくみかえの体験を「変革体験」[7]と称しています。そして、この体験は、苦悩の果てにやっと手にする光であるため、大きな喜びや勝ち取ったという感覚を伴うと述べています。

ここでの変革体験とは、『生きがいについて』という本のタイトルにあるように、何のために生きているのかがわからなくなってしまった人が、生きる意味をとことん突き詰めて考えているような場合に、驚くほど突然に起きてくる体験であるとされています。しかもそれは閃光を伴う体験であるとも述べられています。

看護師Ｍさんの体験は、生きる意味を問うといった人間の根源的な問いではなく、光を伴うほどの体験でもなかったのですが、それでも看護師であるＭさんにとって「看護とは何か？」という問いは職業人としての根源的な問いでした。ですから突然のひらめきは身震いするほどの「わかった！」という体験になったのです。そういう意味で神谷のいう変革体験に匹敵するといえるでしょう。

Ｍさんは、長きにわたって問い続けていた疑問が解決したことの嬉しさで高鳴る気持ちを抱えて、急いでエレベーターに乗り、更衣室で私服に着替えながら、「看護って患者さんの身の回りのお世話をさせていただくこと」と繰り返しているうちに、それがどこかで聞いたことのあるフレーズであることに気がついたのです。

よくよく考えてみると、大学で看護を学び始めたばかりの頃、たしか看護学原論[8]だったか看護学概論[8]だったか、そういう科目名の専門基礎科目[9]で勉強したことがあることを思い出したのです。

同時に、新卒看護師として病院に就職し配属された病棟の看護師長から、患者さんのベッド周りの環境が整っていなかったり、術後患者さんの身体に絆創膏の跡が残っていたり、髪がべとついていたりしようものなら、大変厳しく叱られたことが鮮やかによみがえってきたのです。

なあんだ、とっくの昔に、しかも、いの一番に習っていたことだったのか、それに自分は毎日実践していたのか、目新しいことではなかったのだ、ただただ自分がその意味を本当には理解できていなかっただけのことだったのかと、先ほど「わかった！」と感動した気持ちの高鳴りは一瞬にして消え、しかし、何か安堵感にも似た感覚につつまれたのです。

もう、看護とは何だろう、看護師とは何者だろうと捜し求めなくてもよいという

安堵感、言葉にして看護を他者に説明できる自分への安堵感でした。さらに、これからはそのことを意図的に実践していかなければならいという強い使命感も感じていました。

看護のアイデンティティがＭさんの中にはっきりとした輪郭を見せたのです。

神谷[7]は、変革体験は多かれ少なかれ使命感を伴い、責任感を伴うと述べていますが、Ｍさんにおいても全くそのとおりでした。

このような体験をした日の数日後、88歳の女性患者さんが、Ｍさんの勤務する病棟に夜間緊急入院してこられたのです。

「食」の習慣についてのアセスメント

その日、日勤勤務のＭさんは、朝の引継ぎにおいて深夜勤務の看護師から、左側の手足に力が入りにくいという症状を主訴とし、脳梗塞を疑われた88歳の女性患者さんが夜間緊急入院されたこと、入院と同時に頭部の画像検査が行われたが明らかな出血部位は確認できず、病室へ運ばれたときにはほぼ症状が改善され、一過性脳虚血発作[10]であろうと判断されたこと、嚥下は可能であること、しかし朝食はまったく箸をつけない、との情報を得ました。

この患者さんをその日担当することになっているＭさんは、引継ぎを聞きながら、看護師としての使命「患者さんの身の回りのお世話をさせていただくこと」を意識し、「食」という日常生活行動が障害されているＭさんの「食」を支援することは、私という看護師の責任であると考えました。

これまで、わけがわからなくなっていた看護師としての自分の使命をはっきりと意識できたのです。

生活の中での「食」です。88年という長きにわたり生活を積み重ねてこられた患者さんですから、それなりの生活スタイル、食行動様式を持ち合わせていらっしゃるはずです。

Mさんは、まず深夜勤務看護師に、どのような体勢で食事をしたのか確認しました。

深夜勤務看護師によれば、入院後症状はほぼ消失したとはいえ、一時的に発現した左片麻痺による体位の崩れを懸念して、また勤務者の少なくなる深夜帯であることを考慮に入れ、前にも後ろにも横にも倒れないよう車イスに座っていただき、車イス用のテーブルを設置し、ナースステーションから確認できる部屋で食べていただくよう安全な環境を整えたが患者さんは食べられなかった、とのことでした。

Mさんはその情報を持って患者さんを訪問し、今日の担当看護師であることを伝え挨拶し、急な夜間の入院であったことから心配で心細かったであろうことをねぎらい、続いていくつか教えていただきたいことがあるのですが…と切り出しました。

書道の教授であること、弟子を大勢残して入院していること、日頃は着物で過ごすことが多く、書を教えるときも自ら書くときも正座すること、食事も正座をして食べる習慣であること、右利きであること、食品の好き嫌いはないこと、入れ歯であること、など日常生活行動である「食」の支援に必要な情報を収集しました。

そしてこの患者さんは、イスに座った状態で食事をした体験がないことが食べないことに直結する原因であるとアセスメントしました。

看護のアイデンティティとスキル

そこで、ベッドの頭部側半分を90度に挙げ、足元側半分を水平にしてベッドのマットレスの上に硬い板を敷き、その上をバスタオル2枚で覆い、その上に正座をしていただきました。

麻痺が起きたとはいえ今は症状はすっかり消失していて、正座は十分にできました。麻痺側に倒れる心配はない程度でしたが、それでも予防的に安全を守る必要があると考え小枕を複数個使って体側の左側を支えました。

「私がそばにいますので、ゆっくりお食事を召し上がって下さい」とＭさんが促すと、右利きの患者さんは、箸を持って何の問題もなく全量摂取なさいました。

「おいしゅうございました。おなかが減って、つろうございましたがこれで落ち着きました。弟子が待っております。書展も近いので早く退院しなければなりませんと」と笑顔で、静かに言われました。

その状況をカーテン越しに見聞きしていた同室者が「なるほど、看護師さん、事はやりようですねえ。感服ですわ。お医者さんはこんなことはされませんからね」と言われたのです。

「私たちの仕事をそのように受け止めていただきありがとうございます。医師には医師にしかできない重要な仕事がありますが、私たち看護師にはこのような日々の暮らしの１つひとつをお手伝いさせていただく大切な仕事があるのです。お伝えできたとすればこんな嬉しいことはありません」と返しました。

「でも、入院してみないと、看護師さんたちの仕事はなかなかわかりませんわ」とも添えられました。胸に楔を打ち込まれたような衝撃を感じさせる言葉でした。

さらにＭさんは、同僚への啓発も考慮にいれ、自分が行った食への支援の結果を、まだ居残っていた深夜勤務看護師に報告しました。「ええ？ 全量摂取されたのですか？ Ｍさんどうやってそういう結果を出したのですか？」と看護師たちは意気込んで質問してきました。

Ｍさんは、看護のアイデンティティと、それを具現化したスキルについて説明し始めました。

「看護とは日常生活行動の支援である」という看護のアイデンティティは、Ｍさんにこの患者さんに必要な「食」の支援とはどのようにすることだろうかと熟考させました。

熟考の結果、必要と判断したケアをしたところ、まったく食べようとされなかった患者さんが、誤嚥することなく、また摂取中に一過性であったとはいえ麻痺側に倒れることもなく、全量摂取されたというMさんの当初の予測どおりの結果をもたらすことができたのです。

では、看護のアイデンティティすなわち「看護とは何であるか」について、詳細にみていきたいと思います。

補註
supplementary note

1. 生命徴候（バイタルサインズ）

vital sings（バイタルサインズ）のことである。vitalとは、生きているという意味であり、singsとは徴候であるため、vital sings（バイタルサインズ）とは生命徴候と称している。

生命徴候とは主として、血圧、脈拍、呼吸、体温をさすが、厳密には生きている証となるものすべてであり、意識、皮膚や爪の色、反射、排尿、排便、血液や体液の状態などすべてをさす（p.69、第1章補註77「生命徴候（バイタルサインズ）の測定」の項を参照）。

2. アイデンティティ

同一性といわれる。エリクソンが提唱した概念で、人格の統合を表す用語とされている。自分が何者であるかを明確に確信することをいう。

3. エリク・H・エリクソン（Erik、H.Erikson；1902～1994）

ドイツで生まれた発達心理学者であり、同時に精神分析家でもある。オーストリアにおいてフロイトが主宰する精神分析協会で精神分析を学んだあと、1993年から米国で精神分析家として活動を開始した。看護学においては看護の対象となる人びとを理解するうえでエリクソンが提唱した「ライフサイクル」や「発達段階」の考え方が用いられている。

4. 神谷美恵子（かみや みえこ；1914～1979）

ハンセン病（神谷生前時は「らい病」と呼称されていた）患者の治療に生涯を捧げたことで知られる精神科医であり、哲学書の翻訳家でもある。1934年、オルガンの伴奏役として多磨全生園を訪れハンセン病患者の病状に強い衝撃を受けたことを契機に自分が身を捧げる生涯の目的がはっきりとした、と語っている。

1957年に岡山県長島愛生園におけるハンセン病患者の精神医学調査を開始し大阪大学で学位を取得、神戸女学院大学の教授に任命され、1963年からは母校の津田塾大学教授に就任した。芦屋の家から岡山と東京を往復する生活を続け1965年から長島愛生園の精神科医長に就任し、自宅から療養所へと通って治療にあたった。

神谷の著訳書を多く出版してきたみすず書房から『生きがいについて』『こころの旅』『遍歴』『ヴァジニア・ウルフ研究』などをはじめ補巻・別巻含めて計13冊が神谷美恵子著作集として没後に刊行され、広く読み継がれている。

5. コースワーク

ある特定の科目における課題をいう。

6. 看護理論家

理論とはコトバとコトバを関係づけることにより、個々の現象がなぜ起きているのかを説明したり、何がどのようになれば何が起きるか、あるいは起きないのかを予測したりすることを目的としたまとまりのある記述である。よく知られているアインシュタインの相対性理論 $E = mc^2$ とは、「質量m」に「光りの速度c」を２回掛け合わせると物体の持つエネルギーに等しくなるという説明である。このように、理論とは、その記述が文字で書かれる場合もあるが、数式で示される場合もある。

したがって看護理論家とは、看護が取り扱う現象を説明したり、予測したりできるまとまりのある記述を提唱した学者をいう。

類似語に「看護論」がある。「看護論」とは「看護とは何であるか」についての説明であり、定義であり、厳密には看護理論とは異なる。しかし看護について説明した人という意味で看護理論家と称されることが多い。ナイチンゲール・ヘンダーソン・オレムなどは看護を説明した人として看護理論家といわれることが多い。

7. 変革体験

ひとたび生きがいを失った人が、新しい生きがいを見出すような場合に起きてくる、心が組み変わる体験をいう。変化が急激に起きる場合と静かに起きる場合があるといわれる。

変革体験を経ると人格がめざましく変わったように見えるが、それは実は以前から人格の内部にひそんでいたもので、それが押し込められるのではなく一番上の表層に出てきたものである。

8. 看護学原論・看護学概論

看護に関する基礎的な事柄を学ぶ学科目名である。たとえば、看護の定義、看護の歴史、看護が拠ってたつ法的根拠、関連法規、看護師の活動の場、など基礎的なことを幅広く学ぶ科目である。

9. 専門基礎科目

看護という専門科目を学ぶ上で必要となる基礎的科目のことをいう。たとえば、疾患理解のための医学的知識を学ぶ生命科学、看護が対象とする人間理解のための人間科学、集団を捉えるための統計学を含む情報科学、保健や福祉について学ぶ保健福祉科学などに関連する学科目をいう。

10. 一過性脳虚血発作（Transient Ischemic Attack：TIA）

脳の血行障害によって起こった脳神経障害であり、短時間で症状が消失するという特徴がある。このことが脳梗塞とは異なる点である。

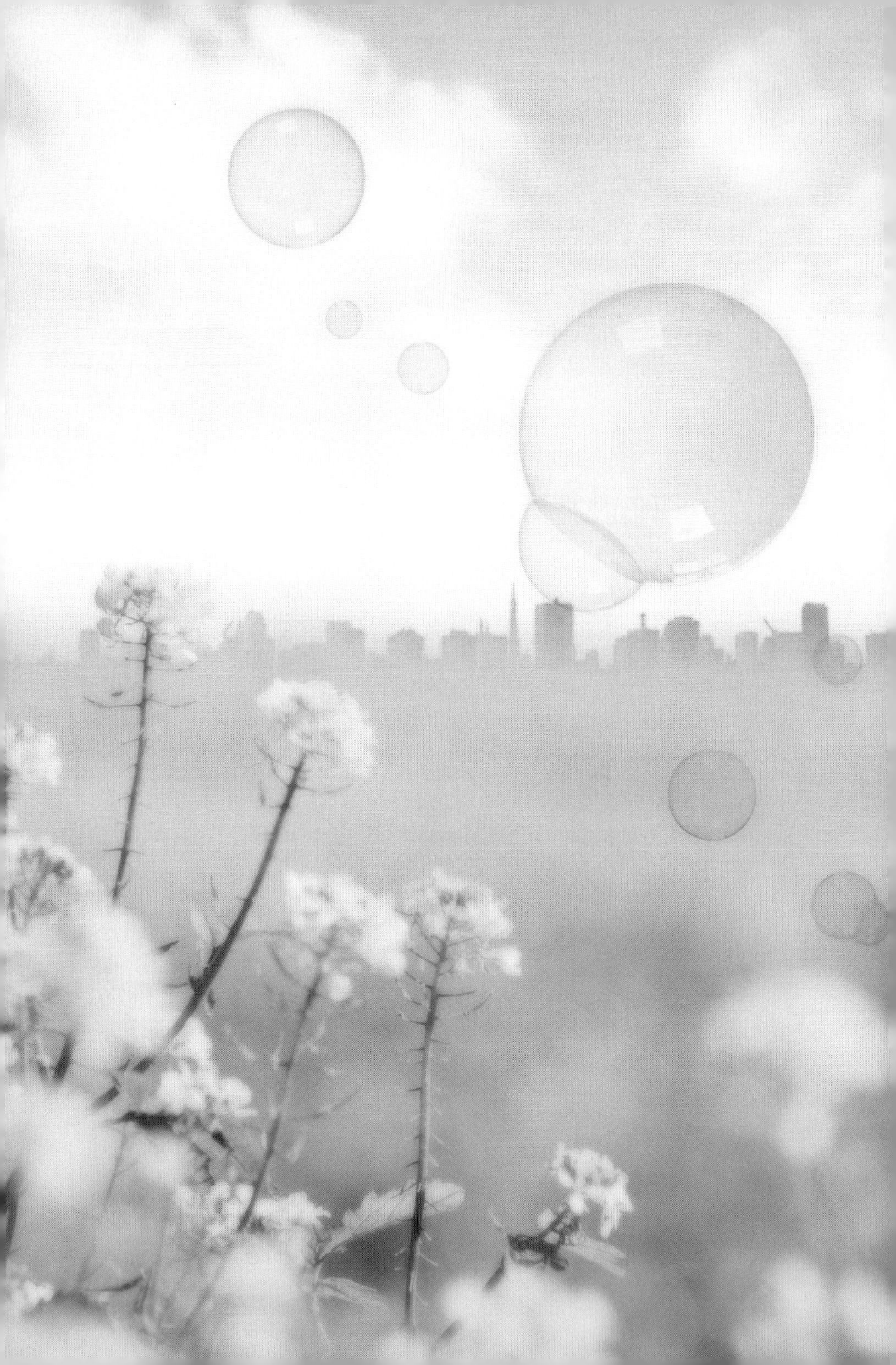

看護とは何々であるという確信

「看護とは何か？」という質問に対して、私たち看護師は、看護とは何々であるという確信を持った回答をする必要があります。

これまでに多くの看護理論家といわれる人々が「看護とは何々である」という確信を社会に対して言明してきました。また、個人だけでなく日本看護協会[11]やアメリカ看護師協会（American Nurses Association：ANA）[12]のような看護職団体も「看護とは何々である」という確信を言明してきました。

これらの言明は多くの場合「看護の定義」とも称され、著書や冊子等で紹介されています。また、看護学生向けの教科書[8]には20名の看護理論家が紹介され、彼らがどのような考え方をしているかそのポイントが、コンパクトな一覧表として紹介されています。

フローレンス・ナイチンゲールの言明

いずれの文献においても最初に紹介されているのは、第1章で紹介した近代看護の祖といわれるフローレンス・ナイチンゲール（Florence Nightingale；1820～1910）の看護についての言明です。

第1章でもみたように、ナイチンゲールは以下のように定義しています。

「看護がなすべきこと、それは自然が患者に働きかけるのに最も良い状態に患者を置くことである」[9]

「看護とは、新鮮な空気、陽光、暖かさ、清潔さ、静かさを適切に整《ととの》え、これらを活《い》かして用《もち》いること、また、食事内容を適切に選択し適切に与えること――こういったことのすべてを、患者の生命力の消耗《しょうもう》を最小にするように整えること」[10]

看護（nurse）の語源はラテン語の nutricia[11][12] であり、それは英語の nurture や nourish、nutrition に相当し、その意味は、育てる・滋養を与える・世話をする・授乳する・養育する、です。すなわち看護とは、赤ちゃんの世話や子供の養育という意味あいを強く持つ用語だったのです。

それがナイチンゲールによって、看護とは、薬を与え湿布をする程度の意味ではなく、本来看護とは人への世話であり、しかも赤ちゃんだけでなく傷病者への世話という意味も持つと提言されたのです。

「白衣の天使」という捉え方は看護を専門とする者には少々違和感がありますが、多くの人々にそのようなフレーズで記憶されていることは、ナイチンゲールの活躍がその時代において新しく、人をつつみ込むほどに優しく、画期的な結果をもたらしたためであると考えます。

ヴァージニア・ヘンダーソンの言明

19 世紀に提唱されたナイチンゲールの考え方は、20 世紀に入りヴァージニア・ヘンダーソン（Virginia Henderson；1897 ～ 1996）やドロセア・オレム（Dorothea E. Orem；1914 ～ 2007）の看護の定義へとつながっていきました。

ヴァージニア・ヘンダーソンは、

「看護師の独自の機能は、病人であれ健康な人であれ、健康あるいは健康の回復（あるいは平和な死）の一助となるような生活行動を行うのを援助することである。その人が必要なだけの体力と意思力と知識をもっていれば、これらの行動は他者の援助を得なくても可能であろう。この援助は、その人ができるだけ早く自立できるようにしむけるやり方で行う」

と述べ、具体的には「14の基本的看護の構成要素」[13]を挙げています。たとえば、1. 患者の呼吸を助ける、2. 患者の飲食を助ける、3. 患者の排泄を助ける、などです。ナイチンゲール同様、日常生活行動の支援が看護の独自の働きであると述べています[13)]。

上記の内容が記述されているヘンダーソンの著書『看護の基本となるもの』(Basic Principles of Nursing Care) が出版されたのは、1961年、ナイチンゲールの『看護覚え書』が刊行されてから100年後のことでした。

ヘンダーソンは、第二次世界大戦後、看護師たちが自分たちは何をする者であるかを模索していたとき、国際看護師協会 (International Council of Nurses：ICN、1899年設立)[14]からの要請を受けて看護のアイデンティティを独自の機能 (unique function) という表現で示したのです。

看護師が何をする者として存在しているのかがみえなくなっていた多くの看護師たちにとって希望のメッセージともなったこの本は、発刊後3年間で12カ国語に翻訳されたといわれています[14)]。実際にはとても小さくページ数も少ない本ですが、看護のアイデンティティを端的に示したこの本は、今なお多くの人々に読まれ続けています。

ドロセア・オレムの言明

オレムは、1950年代後半から、自分の看護実践の体験に基づき次のような疑問を持ち始めていました。①看護の実践者として、看護師は何をするのか、何をしなければいけないのか、②看護師は自分たちのしていることを、なぜやっているのか。③看護のはたらきかけの結果はどのようなことか[15]という疑問です。

『オレム看護論』(Nursing：Concepts of Practice)[16]は、このような疑問への自らの答えであったといえます。オレムは人間を、セルフケア行動をとる存在であるとしています。また、人間を全体的存在（whole being）として捉え、セルフという言葉は人間の全体的存在という意味で用いています。

全体的存在としての人間は、オレムによれば自分の安寧のためにセルフケア行動をとると同時に他者のセルフケア行動にも責任を持つ存在として捉えられています。

そのため、人々が必要なセルフケアを維持できるよう日常生活行動の１つひとつを支援するという看護活動は、看護師の職業上の役割責任というだけでなく、一人の成人として他者の世話をする役割を持つ存在としての役割とも捉えているといえるでしょう。

すなわち、オレムは「看護とは、人々が必要なセルフケアを維持できるよう日常生活行動の１つひとつを支援することである」と定義しています。

このように、日常生活行動を支援するというナイチンゲールの看護論は、その後の歴史においてヘンダーソン、オレムへと引き継がれ、途切れることなく継承され実践の場で検証され続けているのです。

代表的な３人の看護理論家による看護とは何であるかについての定義を紹介しましたが、このほかにも看護とは何かについての幾多の定義があります。

「看護とは何か？」に対する筆者の回答

筆者は、ナイチンゲールやヘンダーソン、オレムの考え方にコミットしながら、自分の実践をとおしてつかんだ知、研究をとおして得た知見、文献的学習などを総合させて「看護とは何か？」という問いには以下のような回答をしたいと考えます。

「看護とは、その人（対象）の最適な健康状態をめざして（目的）、その人の主体的な24時間の生活の営みを、その人にふさわしく整える（目的）ことである。具体的には、呼吸・循環・食・排泄・移動・睡眠・清潔・更衣などの日常生活行動の1つひとつを、その人の病態や行われている治療、その人の生活様式などをふまえて適切に支援し（方法・責任の範囲）、その人の命を守り、日常生活を維持する働き（意義）である」

これが筆者の考える看護のアイデンティティです。

なぜこのように表現するかというと、看護のアイデンティティとは看護師集団による「看護とは何々である」という自己定義及び確信であるというからには、看護師個々人の看護のアイデンティティへのコミットメントが必要であると考えるからです。

コミットメントとは、看護の使命を自覚し、看護の目標をはっきりと捉え、看護師である自分たちが活動することで良い結果を出すという公約であり、良い結果を出せている、自分たちは医療を動かす一翼を担えているという実感を持てていることをも意味しています。ですから看護のアイデンティティを言葉で言明しても実感を伴うものでなければ継続的行動には結びつかないと考えるからです。

つまり、看護とは何々であると自分で語ることができ、それを実践し、それによって自己の看護実践が承認[17)]されていると感じられることが不可欠だと考えるからです。

そのためには、「看護とは何々である」という定義を実践に移行しやすいよう、看護の対象、目的、方法、責任の範囲、意義などについてより具体的に明記することが必要になります。

そうすることで、「看護とは何々である」という定義を意識しやすくなり、その看護を実践しやすくなることで、自分の実施したケアが患者さんやそのご家族にどのような肯定的な変化を及ぼしたかを認識しやすくなると考えられます。

もう1つの「実感」

さらに、看護とは何々であると確信するには、もう1つの実感として、以下のような感覚を持てていることが不可欠であるとも考えています。

「自分たち（看護師集団）の働きが、医療全体を動かしているという実感、あるいは、このような使命をもつ看護師が、医療チーム内でのメンバーとして他のメンバーとの間に連帯感や目標、価値観を共有し、看護師としての役割を遂行することにより集団のメンバーとの一体感を持つことができ、自分たちが肯定されているという実感」

このような実感も、看護のアイデンティティを継続的行動として表現していくためには不可欠であると考えます。

もちろん、この実感を得るためには明確な看護のアイデンティティに基づいた良き看護実践が先行しなければならないことはいうまでもありません。

補註
supplementary note

11. 日本看護協会

日本看護協会は、保健師・助産師・看護師・准看護師の資格を持つ個人が自主的に加入し運営する日本最大の看護職能団体である。47 都道府県看護協会と連携して活動する全国組織で、1946 年に設立され、民法第 34 条の「公益に関する社団法人」として認可されている。

12. アメリカ看護師協会（American Nurses Association：ANA）

加入している全米の看護師の利益を代表する専門職団体である。日本看護協会は個人の自主的加入であることに対して ANA は、看護師で作る複数の協会も会員として加入しているのが特徴である。全米の看護職の最強の労働組合でもある。

13. 14 の基本的看護の構成要素

バージニア・ヘンダーソンが提唱した。人間がもつ基本的欲求の分析から導き出された考え方で基本的看護を構成する要素とは次の 14 項目である。

①患者の呼吸を助ける、②患者の飲食を助ける、③患者の排泄を助ける、④患者が身体を動かすのを助ける、⑤患者の休息と睡眠を助ける、⑥適切な衣類を選ぶことや脱ぎ着を助ける、⑦患者が体温を正常範囲内に保つのを助ける、⑧患者が身体を清潔に保ち、身だしなみを整えることを助ける、⑨患者が周囲の危険を避けるのを助け、他者を傷つけるのを避けることを助ける、⑩患者が自分の感情や欲求を表現するのを助ける、⑪患者が自分の宗教に従って礼拝するのを助ける、⑫患者が生産的な活動や仕事をすることを助ける、⑬患者のレクレーション活動を助ける、⑭患者が学習するのを助ける。

14. 国際看護師協会（International Council of Nurses：ICN）

1899 年に設立された看護師のために看護師によって運営される国際的な保健医療専門職団体である。本部はスイスのジュネーブに置かれていて 4 年ごとに各国で大会が開かれている。

国際看護師協会は、各国の看護師協会から成る組織で、2011 年 2 月現在、134 ヶ国が加盟している。ICN は、全ての人々への質の高い看護、堅実な世界的保健政策、及び、看護の知識の発展を保障するための活動や有能な看護の人材が世界的に充足されるべく活動している。

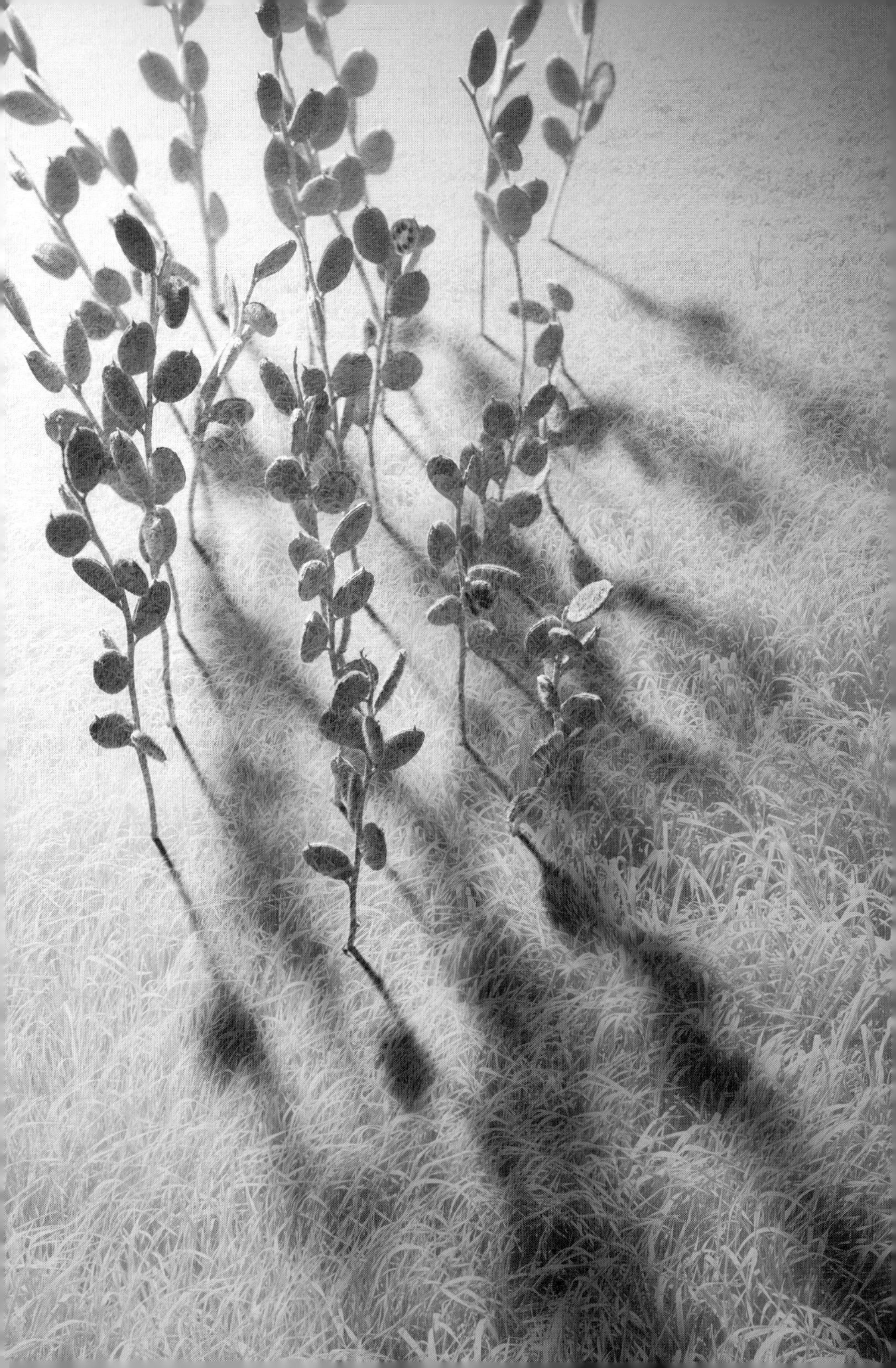

看護のアイデンティティ確立に影響を及ぼすもの

7つの段階

グレッグ[17]は、「看護師の職業的アイデンティティに関する中範囲理論の構築」と題する論文のなかで、看護師が職業的アイデンティティを確立していくプロセスを明らかにしています。

それによると、看護師が職業的アイデンティティを確立する、すなわち看護のアイデンティティを確立するために経験するプロセスは、7つの段階が相互に関連しあって進んでいくプロセスであり、最終段階では自己と看護師とが統合しているという感覚を持つようになると述べています。さらに、そのプロセス進行には教育が大きな影響を及ぼしていると強調しています。

グレッグの教育の重要性への示唆は、看護学基礎教育課程[15]において看護のアイデンティティ確立に向けた「はじめに」を形成しておかなければならないことを意味しています。つまり看護学教育に携わる教育者、看護実践の場における指導者の、その時点・時点での看護のアイデンティティが確立し、看護とは何かについて学生に説明できるかどうかが問われることを意味していると考えます。

相互に関連しあう7つの段階とは「仕事の経験からの学び」「看護の価値の認識」「自己の看護観の確立」「自己の看護実践の承認」

「教育からの影響」「看護のコミットメント」「自己と看護師の統合」です。少し長いのですが、7つの段階についての著者の論を以下紹介します。

「看護師として働くなかで、さまざまな人と出会い、その相互行為のなかから、看護と看護師である自分を学ぶ。看護が自己の成長に貢献していると感じること、あるいはクライアントを援助することの満足感から、看護の価値を認識する。さらに仕事上の経験に基づいて自己の看護観を確立する。

働く間に、看護師はさらなる学びの機会を持つ。働く経験からの新しい学びは、看護の価値の認識に影響を与え、看護の異なる側面に気づいたり、より深い看護観を築くことにつながる。（中略）この段階を進むなかで重要なことは、自己の看護実践を承認できることである。（中略）この自己の看護実践の承認は、（中略）看護へのコミットメントを強める。最終段階では、看護師であることは、その役を演じるのではなく、自己と看護師が統合しているという感覚を持つ」

「看護とは何々である」という自己確信は、どこかの時点で完成され、それ以降固定化されたものとして存在するのではなく、看護学基礎教育課程での学習を経て、あるいは個人を取り巻く環境からの何らかの影響を受けてある程度の輪郭をもって職業に就き、その後に、仕事をとおして体験するダイナミックな人と人との相互作用の中で確かなもの、実感を伴うものに成熟していくという動きのあるものと論じています。

自己の看護実践の承認

また、自己の看護実践の承認とは、自分の実施したケアがケアの対象者に肯定的変化を及ぼしたかどうかを認識すると同時に自分のケアの限界にも気づいていることとして、対象者から単に感謝の言葉をもらうのではなく対象者から頼られていると自分自身で感じられることであり、自尊感情や自己効力感に結びつくものである[17]と提言しています。

看護師Mさんが、患者さんから「おいしゅうございました。おなかが減って、つろうございましたがこれで落ち着きました。弟子が待っております。書展も近いので早く退院しなければなりませんと」と言われ、同室者から「なるほど、看護師さん、事はやりようですねえ。感服ですわ。お医者さんはこんなことはされませんからね」と言われたことは、Mさんが受けた看護実践の承認です。

看護のアイデンティティに明確な輪郭を与えることができたMさんは、看護を実践していかなければならないという強い使命感を感じていたのですが、この患者さんへの実践とそれがもたらした結果から自分の看護実践が承認されたと実感することができ、それによって自尊感情や自己効力感が高まっていきました。

学校教育の影響

現在、日本における看護学基礎教育課程では、大学・短期大学・専門（専修）学校のいずれにおいても、初学者に対して、人間を全体的に理解する基本的な知識、看護の定義、医療チームにおける看護の役割、看護専門職者としての価値観・専門性を発展させる能力を養う教育、など、看護のアイデンティティを確立していくうえで基盤となる事項を学生が身につけることができるような教育が行われています。

学生たちは、その「はじめに」を獲得して卒業し、その後看護師として働くなかで、さまざまな人と出会い、患者さんとの相互作用のなかから看護の価値を認識し、自己の看護観を確立していきます。

もちろん、この過程はアイデンティティ確立の方向にばかり進むとは限りません。ときには、まだまだ「はじめに」であったとしてもそれなりの看護のアイデンティティを持ちあわせていた看護師が就職後リアリティショックに直面し、看護師になった動機や目的がみえなくなったり、やりがいが感じられなくなったりという看護のアイデンティティ危機に立たされることもあります。M さんもそのような一人でした。

しかし、就職後に看護とは何かがみえなくなり混乱して迷ってしまったとしても、戻っていける「はじめに」が看護学基礎教育課程において確立されていることにより、大多数の看護師は原点となる看護のアイデンティティを手繰りよせ、看護師としての自分がなに者であるのか、何を目指していたのかを想起し、そこから再び思考と実践を織り直していけると考えます。でなければ、100 万人もの看護師（看護職としては約 133 万人、日本国民のおよそ 100 人に 1 人が看護職）が働いているような状況がもたらされるはずがありません。

看護師 M さんも、看護学基礎教育課程在学中に看護とは何かについて学んでいたからこそ、迷ってしまい混乱しきっていた体験が、ある日突然、変革体験につながっていったと考えます。基礎教育の成果は、5 年、10 年と長い年月をかけなければ姿をみせないことが非常に多いのです。

この「はじめに」の学習成果も、すぐには具現化されないかもしれません。しかし、いずれ、常に人間を全体的存在として（as a whole）捉え、人々の「命を守り、暮らしを支える」という看護と社会との約束を守ることに確実につながっていくと考えます。

卒後教育の力

看護のアイデンティティ確立に影響を及ぼす教育とは、決して基礎教育だけをさすとは限りません。

卒後教育[16]、看護師として就職した後に受ける卒後研修[17]や臨床看護研究[18]への取り組み、自己学習、役割モデル[19]としての先輩看護師の姿、看護学実習生との相互作用、メディア、文献、そして何よりも患者さんやそのご家族から受ける自分が行った看護への評価、そういったあらゆる事柄が看護学基礎教育課程での学習と複雑に絡みあうことで意図的・無意図的教育となり、看護のアイデンティティ確立に大きな影響を及ぼすと考えられます。

看護のアイデンティティ確立には、看護の「はじめに」を形作る教育とその後の「看護とは」に関する教育双方が大きな影響を及ぼすことは間違いないと思います。

したがって、看護が、常に人間を全体的存在として (as a whole) 捉え、人々の「命を守り、暮らしを支える」、という社会との約束を守ることができるような看護のアイデンティティを、看護に関する基礎教育と卒後の教育双方により確立させていくことが不可欠であるといえます。

Mさんの成長

その後のMさんは、「看護とは患者さんの身の回りのお世話をさせていただくこと、つまり日常生活行動を支援すること」と落ち着いて答えることができるようになりました。

そして今では、「看護とは、その人の最適な健康状態をめざして、その人の主体的な24時間の生活の営みを、その人にふさわしく整えること。具体的には呼吸・循環・食・排泄・移動・睡眠・清潔・更衣などをその人の病態や行われてい

る治療その人の生活様式などをふまえて適切に援助し、その人の命を守り日常生活を維持する働きである」と説明できます。

そのことを意識することで、いつも患者さんの頭から足先まで全体をさっと観て、呼吸は苦しそうではないか、身体の異変は起きていないか、尿は出ているか、発熱してはいないだろうか、ベッドは崩れていないか、皮膚が汚れてはいないか、絆創膏を剥がした後の糊が付着してはいないだろうかなどと観察し、この人にはどのような看護が必要だろうかと考え、必要な看護を見い出し、その人の病態や行われている治療、その人の生活様式などをふまえてどのようにすれば良いかを考えて実践することができるようになっていったのです。

Ｍさんは、大学を卒業したばかりの新卒看護師時代より少しは成長した自分を感じられるようになっていきました。

また、Ｍさんのその後の活動の場が病棟であろうと無床の診療所であろうと在宅療養者さんの自宅であろうと、Ｍさんの看護のアイデンティティは常に一貫性を持ち、いつもその原点に立って必要な看護を見い出し、実践し、患者さんや利用者さんの持てる力を引き出し、闘病意欲を向上させるという結果を出せるようになっていきました。

そしてそのことが、Ｍさん自身の看護師としての誇りとなり、患者さんとの相互作用の中で看護師を続ける原動力へと変換されていきました。

補註

supplementary note

15. 看護学基礎教育課程

３年制または２年制の看護専門学校や専修学校、看護系短期大学、看護系大学、５年制高等学校看護科などの教育課程をいう。大学院は含まない。

16. 卒後教育

看護学基礎教育課程を卒業した後、新人看護師として採用された看護師が、就職したその施設で看護師として成長していけるよう、施設ごとに綿密な教育計画を立て、それに沿って各施設が施設内で教育をしていくことをいう。

17. 卒後研修

看護学基礎教育課程を卒業した後に自主的に受ける研修全般をいう。意図的にプログラムされ強制的に受けなければならない卒後教育とは異なる。

18. 臨床看護研究

実際に入院している患者や施設で療養している人など看護ケアを必要としている人間を対象として行われる看護研究をいう。

19. 役割モデル

模範となる存在をいう。具体的には、看護師としての態度、仕事ぶりなどがとりわけ学生や新人看護師、あるいは、経験の少ない看護師にとって看護師としてのお手本となる人のことをいう。

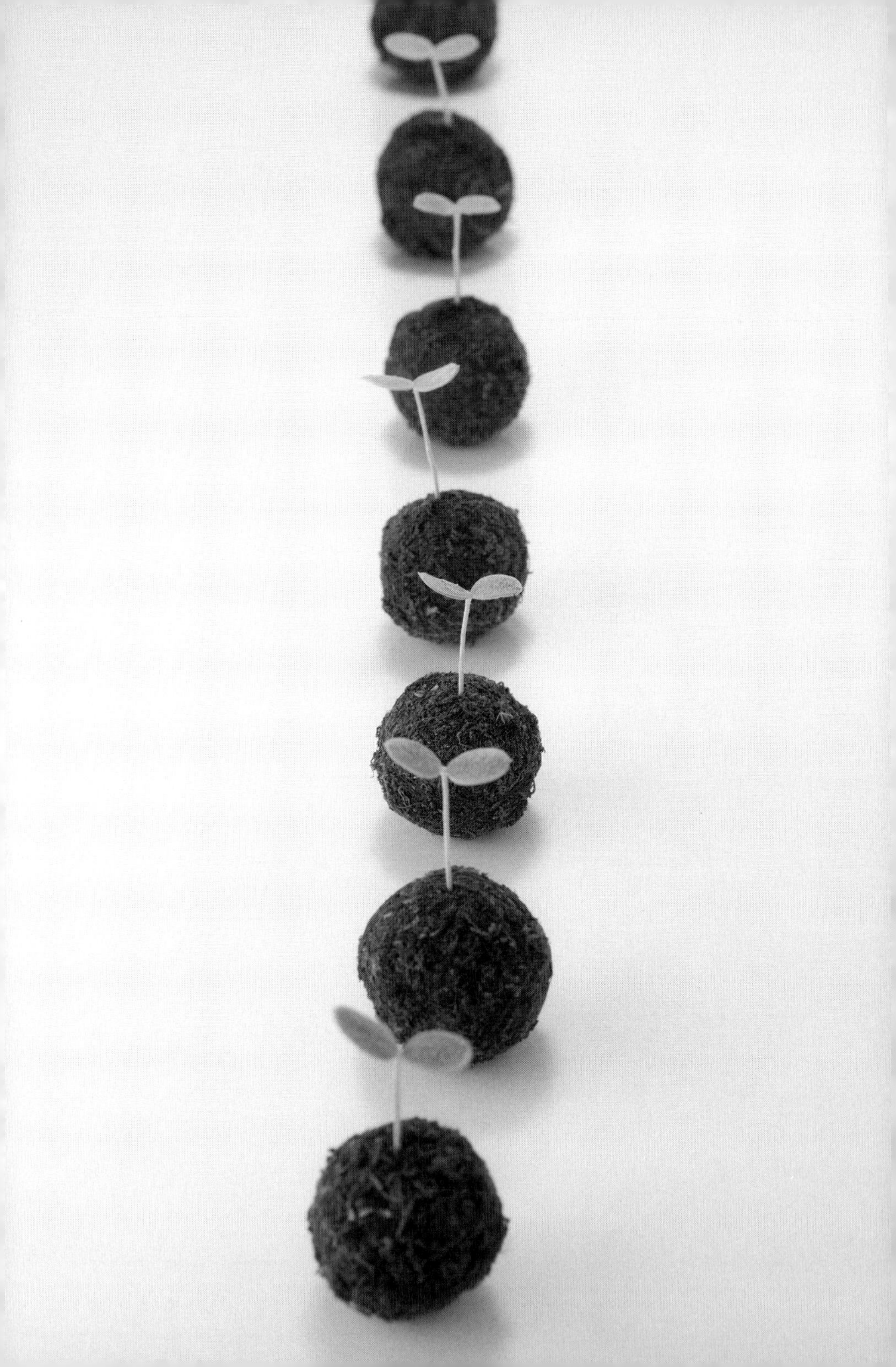

専門性の追求と役割の拡大

日常生活行動の支援と診療の補助業務の両方を融合させて遂行することができる看護師は、常に人間を全体的存在として（as a whole）捉え、人々の「命を守り、暮らしを支える」ことができる専門職者です。ですから、看護はこのような活動をすることを社会に約束すると述べました。

今、この専門性をさらに追求し、また役割を拡大させようとする動きが起きています。

専門看護師の存在

まずその１つは専門看護師[20]の存在です。日本の専門看護師（certified nurse specialist：CNS）は、日本看護協会専門看護師認定審査に合格し、複雑で解決困難な看護問題を持つ個人、家族及び集団に対して、水準の高い看護ケアを効率よく提供するための、特定の専門看護分野の知識及び技術を深めた者とされ、1996年より認定が開始されました。

専門看護師は、大学院博士前期課程（修士課程）で養成され、しかも養成課程を開設する大学院においては専門看護師教育課程としての認定を日本看護系大学協議会より受けなければならない仕組みとなっています。

特定の専門看護分野とは、2011 年 3 月現在で、「がん看護」「精神看護」「地域看護」「老人看護」「小児看護」「母性看護」「慢性疾患看護」「急性・重症患者看護」「感染症看護」「家族支援」の 10 分野であり、2011 年 3 月現在各分野総計で 612 名が認定されています。専門看護師に求められる役割は「実践」「相談」「調整」「倫理調整」「教育」「研究」の 6 つとなっています。

認定看護師の存在

2 つ目は認定看護師（certified expert nurse：CN）[21] の存在です。認定看護師は、日本看護協会認定看護師認定審査に合格し特定の看護分野において、熟練した看護技術と知識を用いて、水準の高い看護実践ができ、看護現場における看護ケアの広がりと質の向上をはかる者とされ、1997 年に認定が開始されました。

認定看護師は看護学基礎教育課程卒業後の研修と位置づけられ、日本看護協会認定看護師養成課程（6 カ月以上）受講の後、認定試験に合格すれば認定されることになっています。

特定の看護分野とは 2011 年 3 月時点で「救急看護」「皮膚・排泄ケア」「集中ケア」「緩和ケア」「がん化学療法看護」「がん性疼痛看護」など 19 分野で、今後「脳卒中リハビリテーション看護」及び「がん放射線療法看護」の 2 分野が特定される予定です。認定看護師の役割は「実践」「指導」「相談」の 3 つであり、2011 年 3 月時点の各分野総計で 7,334 名が認定されています。専門看護師の 612 名に比べると約 12 倍の人数です。

認定看護管理者の存在

３つ目は、認定看護管理者（certified nurse administrator：CNA）[22] の存在です。認定看護管理者は、日本看護協会認定看護管理者認定審査に合格し、多様なヘルスケアニーズを持つ個人、家族及び地域住民に対して、質の高い組織的看護サービスを提供することを目指し、看護管理者の資質と看護の水準の維持及び向上に寄与することにより、保健医療福祉に貢献する者とされ、1999 年に認定が開始されました。

認定試験受験資格を得る方法は要件１～６までと６通りの方法があり、単一のシステムではありません。2011 年３月時点で 940 名の認定看護管理者が誕生しています。

新たな動き

さらに現在看護界では、「看護師が担う療養上の世話の部分の拡大を」という流れのもと特定看護師（仮称）[23] を、またナースプラクティショナー（nurse practitioner：NP：診療看護師）[24] という治療と療養過程全般を管理・実践しかつ特定の医療行為を実施することができる専門家を誕生させようとする動きが起きています。この動きが今後どのような形として着地するのか注視する必要があります。

このように、現在、看護の専門性のさらなる追求が始まっています。しかし、そうはいっても、やはり基本は「看護師」です。それをはっきりしておかなければ、特定看護師（仮称）やナースプラクティショナー（Nurse Practitioner）はミニドクター[25] か？あるいは看護師なのか？との質問にも応えようがありません。

特定看護師（仮称）やナースプラクティショナーはどういったって

医師ではなく「看護師」です。その看護師の専門性を明確にしておかなければナースプラクティショナーはミニドクターか？に対する回答も明確ではなくなってきます。

この質問は、看護のアイデンティティとは何であるのかと看護師自身に突きつけられている重大な投げかけであることに間違いありません。

補註
supplementary note

20. 専門看護師（certified nurse specialist：CNS）

日本看護協会専門看護師認定審査に合格し、複雑で解決困難な看護問題を持つ個人、家族及び集団に対して、水準の高い看護ケアを効率よく提供するための、特定の専門看護分野の知識及び技術を深めた者とされ、1996年より認定が開始された。専門看護師は、大学院博士前期課程（修士課程）で養成される。

21. 認定看護師（certified expert nurse：CN）

認定看護師は、日本看護協会認定看護師認定審査に合格し特定の看護分野において、熟練した看護技術と知識を用いて、水準の高い看護実践ができ、看護現場における看護ケアの広がりと質の向上をはかる者とされ、1997年に認定が開始された。認定看護師は看護学基礎教育課程卒業後の研修と位置づけられ、日本看護協会認定看護師養成課程（6ヶ月以上）受講の後、認定試験に合格すれば認定されることになっている。

22. 認定看護管理者（certified nurse administrator：CNA）

日本看護協会認定看護管理者認定審査に合格し、多様なヘルスケアニーズを持つ個人、家族及び地域住民に対して、質の高い組織的看護サービスを提供することを目指し、看護管理者の資質と看護の水準の維持及び向上に寄与することにより、保健医療福祉に貢献する者とされ、1999年に認定が開始されまた。認定試験受験資格を得る方法は6通りの方法がある。

23. 特定看護師（仮称）

日本看護系大学協議会高度実践看護師制度推進委員会では、国際的呼称であるAdvanced Practice Nurseに該当する名称を「高度実践看護師」としていたが、厚生労働省の「チーム医療の推進に関する検討会」において看護師の役割拡大を目的とした「特定看護師（仮称）」が提案されたことから、「特定看護師（仮称）」を当面「高度実践看護師」と位置づけるとしている。後述のナースプラクティショナー（Nurse Practitioner：NP）とは性格が異なるとしている。

特定看護師（仮称）とは、これまでは看護師は実施できないとされてきた医行為を幅広く行うことのできる看護師であると考えられている。そうした能力を有することで、患者がその時点で体験している心身の苦痛や不快症状を速やかに緩和し、あるいは起きるであろうと予測できる心身の苦痛や不快症状を予防するのに必要な医行為を行うことにより、患者の療養生活のQOLを高めることができるのが特定看護師（仮称）といわれているが、今後どのような方向に向かっていくかについてはワーキンググループで検討中である。

24. ナース・プラクティショナー
（nurse practitioner：NP：診療看護師）

「特定看護師（仮称）」とは異なり医師の指示を受けずに診療行為を行う看護師をいう。日本においては、呼称はあるが、まだ法整備はなされていない。

25. ミニドクター

本来の療養上の世話を忘れて診療の補助だけに専念しがちな看護師をいう。

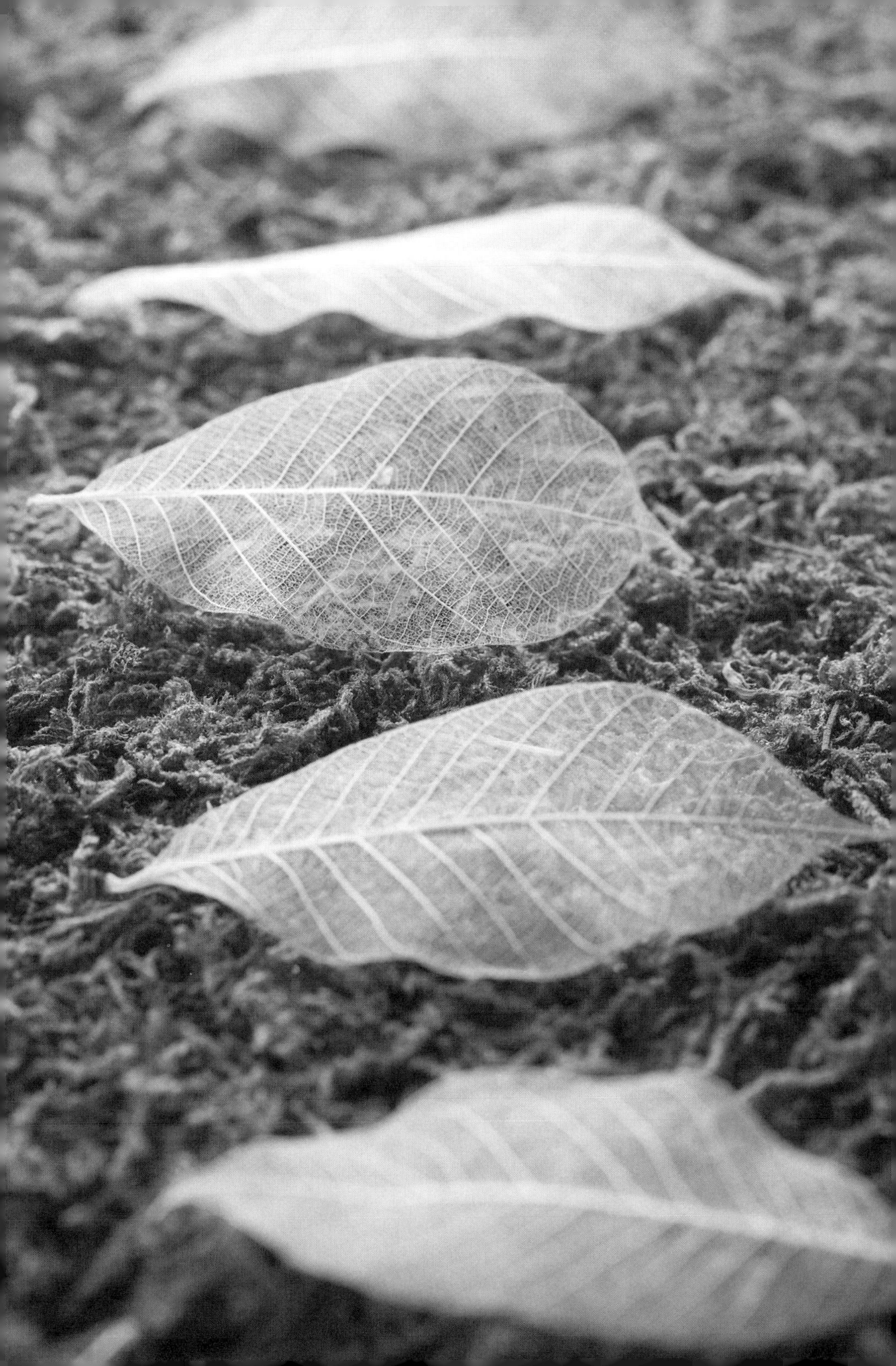

看護の約束

　病気の診断と治療を社会に約束する医学とは異なり、看護は人々の命を守り日常生活行動を支援することを社会に約束します。

episode ⑧　命を守る

　80 歳代の男性患者さんは、ご家族が持参された大好物のお餅を食べ、その餅を喉《のど》に詰まらせてしまいました。同室の患者さんがあわててそのことをナースコールで知らせてくれました。

　その病室は、ナースステーションから最も遠く離れている病室でした。夜 8 時頃でしたので、私は同僚に当直医への連絡を依頼しながら同時に救急カート※1 に入っている喉頭鏡※2 と、長めのピンセットをつかみ取り、膿盆も併せ持って小走りにその病室に向かいました。

　苦痛な表情でその患者さんがあえいでいました。すぐに上を向いて寝ていただき、首を伸展させてから喉頭鏡で喉を開き、左手でそれを固定して右手にピンセットをもってへばりついた餅を手早く取り去りました。

　唇の色が失われていく、つまり、みるみるうちに生命維持が危険な状況に移行していく状況において、なんとしても確実に餅を除去しなければ異なる視点を持つことは決して対立ではありません。なぜなら、数学でいうベクトルの和を考えていただいたらよいと思うのですが、病気の診断と治療という医学的ベクトルと人々の命を守り日常生活行動を支援するという看護学的ベクトルは、違う方向性と大きさを持つからこそそれらが合わさることで広義の医療という面積をダイナミックに広げていくことが可能になるのです。

異なった視点が協働するからこそ力のある広がりを生みだすことができるのです。

ですから、高度な医療器機を用いながら進められる医療が発達し、

ならないのです。

自分が行っているこの処置いかんでこの患者さんの命が左右されると思うといいようのない緊張感におそわれ両手が震えるようでした。なんとか餅を除去でき、患者さんが呼吸できるようになり、唇の色が赤みを帯びてきたとき、大きな安堵につつまれ、緊張から解き放たれへなへなと座り込んでしまいそうでした。餅を詰まらせた当事者の患者さんも同室の患者さんも私も、そしてその時到着した医師もみんな口々に「びっくりした。でも、よかった」と言い合いました。

※1 救急救命が必要になったときに使用する器具や注射器、薬剤などが格納されている小さい手押し車

※2 喉の奥を広く開こうとするときに用いる器具で、セットすれば先端に電気がつくようになっていて暗い喉の奥の部位がよく見えるようになっている器具

投与薬剤も複雑になり治療に関連する診療のこと（診療の補助業務）に看護師が大半の時間を割き、目の回るような忙しい現在の臨床の場にあったとしても、看護師は英知を結集させ人々の日常生活行動の支援と診療の補助業務を両立させ融合させた活動を行うのです。

このことにより、たとえ身体侵襲を伴う治療や検査であっても、看護師の介入あればこそ、患者さんはつらさを伴う治療や検査にも立ち向かっていけるのです。

episode ⑨　命を守る（安全を守る）、暮らしを支える

28 歳の男性であること、23 歳の婚約者と初詣に行き、その帰り道、カーブでハンドル操作を誤ってガードレールを突き破り、全身を強く打ち脳挫傷が起きていること、手術適応を越えていて生命の維持は大変危険な状態であること、同乗していた女性は無傷で待合室にいること、2 週間後が結婚式とのこと、という情報を、救急部の看護師から提供されました。

私は引き継いだ病棟看護師として、まずバイタルサインに気をつけながら血液等で汚れた身体をきれい拭き、婚約者を呼びに行き、そばにいてもよいことを話しました。その女性は泣きながらも「ありがとうございます」と言って部屋に入り患者さんのベッドのそばに座りました。男性の手を握り自分の額をそこに押しつけて祈るような格好をしていました。

脳挫傷の範囲は広く、次第に出血が広がり懸命に蘇生しましたがもうどうすることもできず間もなく死亡と判定されました。医師が死亡を伝えたと同時に女性は、患者つまり婚約者に向かって「あんた何考えてんのよ。いい？もうすぐ結婚式なんよ。死んだって？冗談じゃないわ。いい加減

また、看護の専門性がさらに追求され役割拡大が起きたとしても看護の原型はやはりあたたかいお湯や石鹸で身体を拭き着替えを支援するといった行為に象徴されるように、人々の命を守りながら日常生活行動を支援することであり、19 世紀半ばのナイチンゲールの提言とその本質において何も変わるところはありません。

にしてよね」と大声で遺体を叩きながら怒鳴り始めました。すると今度は泣き始め、嗚咽とともに力一杯遺体を叩きつけています。続いて「苦しい」と言ってベッドのそばにうずくまりました。

私は、ご遺体とその女性を別の個室に移動し、女性の安全を守りながら泣きたいだけ泣いていただき、怒りたいだけ怒っていただける環境を創りました。死後硬直がきてしまうことが気になりましたが、死後の処置を行うことよりこの女性の衝撃と悲しみや合点のいかなさを今この時十分に表出していただくほうが、この先何とか折り合いをつけて生きていく力が生まれるのではないかと考えたからです。

四十九日の法要後、その女性が病棟に訪ねてこられました。私に「あの時、十分泣かせてくれてありがとうございました。何かわけのわからない激しい気持ちだったのですが、吐き出させて下さったことで落ち着けた感じがしました」と伝えて下さいました。

このような、日常生活行動の支援と診療の補助業務を両立させ融合させた活動を導く原点となるものが、「看護のアイデンティティ」です。

看護のアイデンティティ

ナイチンゲールをはじめ多くの先達たちの提言、自己の経験から得た実践知、先行研究や自分の研究知見、文献的知識の蓄積などを統合させ、筆者は看護のアイデンティティをもう一度ここで以下のように言明します。

「看護とは、その人の最適な健康状態をめざして、その人の主体的な 24 時間の生活の営みを、その人にふさわしく整えることである。具体的には、呼吸・循環・食・排泄・移動・睡眠・清潔・更衣などの日常生活行動の 1 つひとつを、その人の病態や行われている治療、その人の生活様式などをふまえて適切に支援し、その人の命を守り、日常生活を維持する働きである」という看護師集団の自らへの定義であり自己確信です。

この働きを、誠実に、真摯に、誇りをもって地道に成すことにより、

看護は、常に人間を全体的存在として(as a whole)捉え、人々の「命を守り、暮らしを支える」ことを社会に約束します。

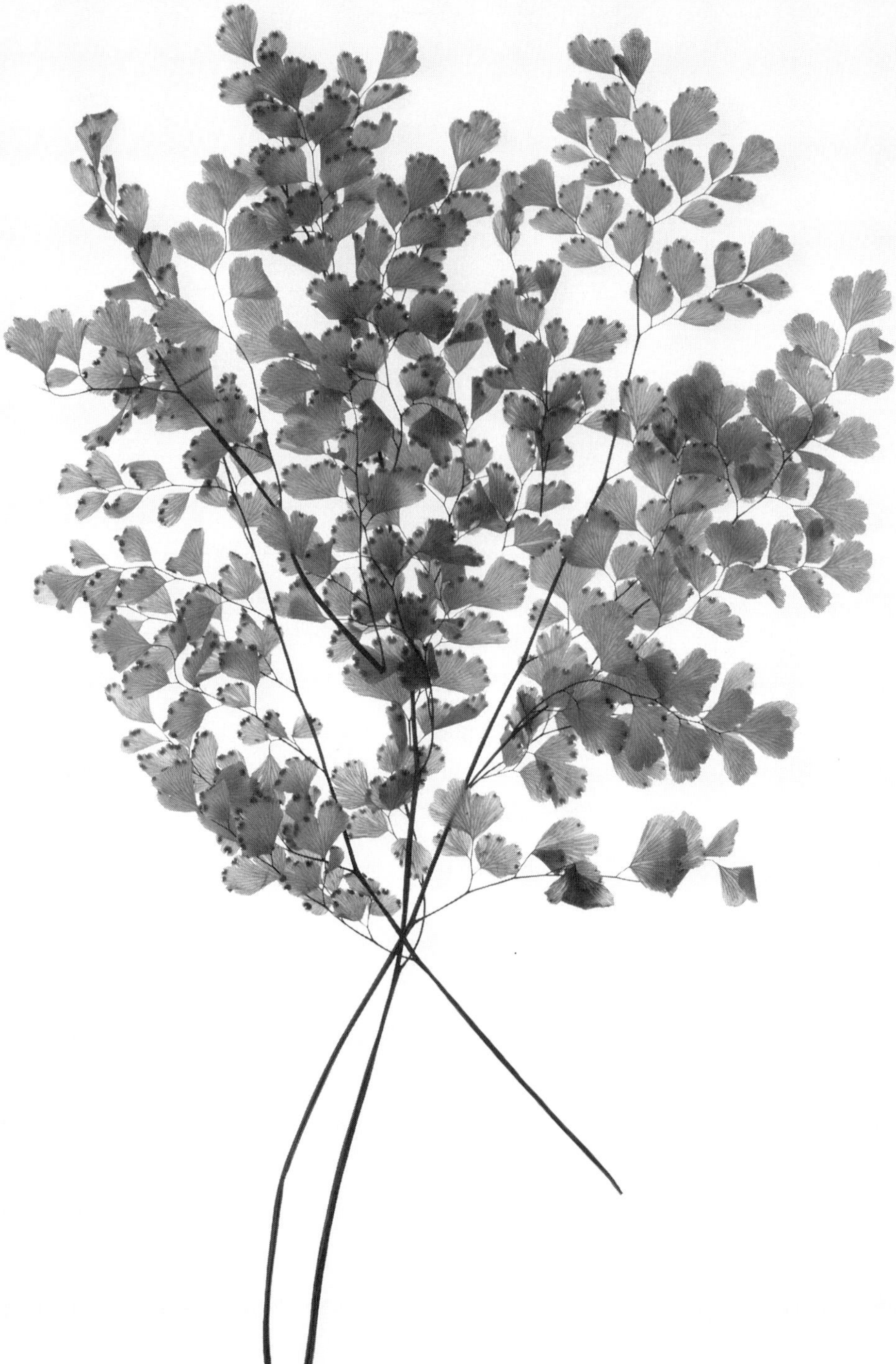

【 引用文献 】

1) 岸本弘、滝沢武久編：教育心理学用語辞典、「ego identity」の項、p68、学文社、
2) 神谷美恵子：こころの旅、神谷美恵子著作集 3、p93、みすず書房、1996.
3) 岡本祐子：女性の生涯発達とアイデンティティ――個としての発達・かかわりの中での成熟、p.114 ～ 117、北大路書房、2004.
4) Holmes、C.A.：The drama of nursing、Journal of Advanced Nursing、17、p.941 ～ 950、1992.
5) 平瀬節子、小原喜美子：キャリア中期における看護師の「看護実践の承認」、高知大学看護学会誌、1(1)、p.31 ～ 40、2007.
6) 神谷美恵子：生きがいについて、p235、みすず書房、1990.
7) 前掲書 6)、p.250.
8) 髙橋照子編集：看護学原論、p.248-255、南江堂、2009.
9) フロレンス・ナイチンゲール：看護覚え書、湯槇ます他訳、現代社、改訂第 6 版、p.222、2010.
10) 前掲書 9)、p14 ～ 15.
11) Janice B.Lindberg、et.al.：Introduction to Nursing ―― Concept、Issues、and Opportunities、Second edition、p.16、Lippincott、1994.
12) 江藤裕之：看護・ことば・コンセプト、p147、文光堂、2005.
13) ヴァージニア・ヘンダーソン：看護の基本となるもの、湯槇ます・小玉香津子訳、p11、日本看護協会出版会、1995.
14) 小玉香津子： ヴァージニア・ヘンダーソン、現代看護の探究者たち・増補版、p87、日本看護協会出版会、1990.
15) スティーブン J. カバナ、：看護モデルを使う 1・オレムのセルフケア・モデル、数間恵子他訳、p3、医学書院、1993.
16) ドロセア E・オレム：オレム看護論、小野寺杜紀訳、医学書院、p.149、1995.
17) グレッグ美鈴：看護師の職業的アイデンティティに関する中範囲理論の構築、看護研究、35(3)、p.2 ～ 9、2002.

【 参考文献 】

1) フローレンス・ナイチンゲール：看護覚え書、第 5 版、湯槇ます、小玉香津子他訳、現代社、1968.
2) 系統看護学講座別巻 9・看護史、医学書院、2005.

3) シオバン・ネルソン：黙して、励め——病院看護を拓いた看護修道女たちの 19 世紀、原田裕子訳、日本看護協会出版会、2004.

4) 秋元典子：ナースは何をしているのか、菱沼典子他編集・執筆：看護の原理——ケアすることの本質と魅力、p.94 ～ 101、ライフサポート社、2009.

5) 薄井坦子他編：原文・看護覚え書、現代社、1993. これは F.Nightigale：Notes on Nursing —— What it is and What it is not、New edition、revised and enlarged 、London：Harison、1860 の改訂増補版の reprint 版である .

6) 秋元典子：千葉大学大学院看護学研究科博士学位論文、2002.

7) Virginia Henderson：Basic Principles of Nursing Care、p.42 ～ 43、International Council of Nurses、Geneva 、1997.

8) 看護実践能力の充実に向けた大学卒業時の到達目標——看護学教育の在り方に関する検討会報告、p1、平成 16 年 3 月 26 日 .

9) 小島善和、武田利明、井上智子：人を as a whole として捉える、菱沼典子他編集・執筆：看護の原理——ケアすることの本質と魅力、p.212 ～ 214、ライフサポート社、2009.

10) 秋元典子、森恵子、中塚幹也：若年子宮頸がん患者の手術決意過程、日本がん看護学会誌、24(2)、p.5 ～ 14、2010.

11) 山本直美、津田紀子、矢田眞美子他：不確実性の中での決断——無症候性脳血管障害患者の診断から予防的手術への決断のプロセス、日本看護科学会誌、25(1)、p.13 ～ 22、2005.

12) 薄井坦子：科学的看護論、日本看護協会出版会、1974.

13) 薄井坦子：改訂版看護学原論講義、現代社、1999.

14) 野島良子：看護論、へるす出版、1995.

15) 川島みどり：看護のアイデンティティとは何なのか——危険信号が点滅する中で考えること、看護実践の科学、31(5)、p.10 ～ 15、2006.

16) スザンヌ・ゴードン：ライフサポート——最前線に立つ 3 人のナース、勝原裕美子、和泉成子訳、日本看護協会出版会、1998.

17) 川島みどり：看護の危機と未来——今、考えなければならない大切なこと、ライフサポート社、2009.

18) 舟島なをみ：看護のための人間発達学、第 3 版、医学書院、2005.

おわりに

「人々に看護ができることは何か」、すなわち「看護は何を社会に約束できるのか」への答えを真摯に探究し、「看護はこういうことができるのです」と看護者自らが言明することを目的とした本書の結論は、看護は、常に人間を全体的存在として（as a whole）捉え、人々の「命を守り、暮らしを支える」ことを社会に約束する、であり、より本質的意味のみを表現するなら、看護は、「命を守り、暮らしを支える」ことを社会に約束する、ということになります。

この結論は、考えてみれば決して目新しいものではありません。本書第２章「看護の専門性とは　医師や他の専門職と異なる看護のオリジナリティ」で述べたとおり、実はわが国において1949年（昭和24年）にすでに保健師助産師看護師法（当時の呼称は保健婦助産婦看護婦法）に明確に規定されているのです。この法律はその後いくつもの改定、削除、追加が行われてきましたが、以下の一文はほぼ制定当時のまま今に至っています。

第五条

この法律において「看護師」とは、厚生労働大臣の免許を受けて、傷病者若しくはじょく婦に対する療養上の世話又は診療の補助を行うことを業とする者をいう。

療養上の世話と診療の補助とを看護の２大業務としていることは、療養上の世話という命と生活（暮らし）をしっかり守る視点をまず看護師の独自の役割と明確に位置づけ、さらに診療に関わることを行うという視点を述べたものです。したがって、看護は、「命を守り、暮らしを支える」

ことを社会に約束するという本書の言明は、実は約 60 年も前に法律で定められていたのです。このことから、本書が明示した「看護の約束」は、法的にも根拠のある約束であるといえます。

「人々に看護ができることは何か」について、ごく普通の日常の場面を切り取って説明することでもう一度具体的にお伝えし、本書のまとめに代えさせていただきたいと思います。

病院内にあって唯一交代勤務をしながら 24 時間入院患者さんの一番近いところにいる看護師は、治療を受けながらの療養生活をできるだけ自分らしく快適に過ごしたいという人間の基本的な願いを可能な限り叶えることができることを約束します。

たとえば、人はたとえ病気の治療のために入院したとしても、それまでと同じように、息をする（命が守られる）・食べる・トイレに行く・動く・眠る・身体を清潔にする・更衣する、こういった活動をしながら日々暮らしていく存在です。

そのため、病名や治療の違いなどとは無関係に、入院したとしても汗ばんだ体のままでは気持ち悪くてイライラします。爪が伸び放題では気になって仕方ありません。毎日髪を洗う習慣を持っている人が 3 日も洗髪しないでいると頭皮の痒みだけでなく気持ち悪くて仕方がないと感じるものです。脂っぽい髪質の人は、ベトベトする自分の髪の毛が嫌でたまらなくなるかもしれません。病気やそれに対する治療からくる痛みや不快感や拘束感もつらいのですが、このような生活上の不自由さや不快感も人はずいぶんつらいと感じるものだと思います。

もちろん、看護の活動の場は病院内に限られるわけではありません。現在、入院期間は短縮化傾向にあり、患者さんは抜糸すら終わっていない状態で退院していかれます。自宅や外来においても当然看護が必要です。また、高齢化社会となり、介護保健施設や自宅で過ごす高齢者が増えています。さらに、在宅ケアの推進により、訪問看護師による支援を受けながら自宅で療養する人もいます。ですから日常生活行動の支援はどの場においても必要です。

人は病気であろうとなかろうと、また、療養の場や生活の場が病院・施設・自宅のいずれであろうとも、髪を洗いたい、トイレに行きたい、汗をかいたら着替えたいと望む存在です。

ですから、腕に点滴が入っている、自分一人では歩けない、からだがだるくて仕方なく食べることもおっくうだ、さまざまな医療器機を装着しながら治療を受けていて身体を動かしにくい、こういう状況に置かれたときであっても、これまで通り快適に毎日を過ごしたいと望むと思います。

万人共通といってもよいこのような望み、しかも日常のありふれた、しかしひとたび叶わないとなると誰もがイライラし、不快感を抱えてしまうような望みを叶えることができるのは、多くの医療職者がいる中で、唯一「病気を知っている、治療法を知っている、身体に働きかける看護技術を用いて生活を支援するスキルを持ち合わせている看護師」だけなのです。

ですから、看護は、人々の「命を守り、暮らしを支える」ことを社会に約束するのです。

本書はライフサポート社社長の佐藤信也氏なくしては生まれることのないものでした。編集者である佐藤氏は書き手にとっては最初の読者であり、その読者からの批評や励ましが私にとってどれだけ支えになったことかと思います。また編集者として著者である私に多くのリクエストをして下さいました。その１つひとつに応えるべく取り組んだ結果、私一人では到底たどり着けなかった高みに私を引っ張って行って下さったような気がします。

だからこそ、本書を書き終えてみて、今の私に語ることのできることはすべて文字にして語り尽くしたと感じられているのだと思います。心から深く感謝申し上げます。そして佐藤氏との出会いの基盤を作って下さった多くの方々に心より厚くお礼申し上げます。本当にありがとうございました。

また、私がこれまでに出会った患者さんやご家族、学生さん、院生さん、私の講演や講義を聞いて下さった多くの看護師の皆様、ご指導をいただいた諸先生方、いつも温かく励まして下さる友人や同僚、そして私を公私にわたって支えてくださり導いて下さったすべての皆様に心より感謝申し上げます。本当にありがとうございました。

さらに、本書の「補註」の記述内容について医学的視点からコメントをいただきました岡山大学大学院保健学研究科教授齋藤信也先生にお礼申し上げます。

本書の目的が十分達成できたかどうか、いささか気がかりです。しかし、書き終えて思うことは、先ほど述べたように今の私に語ることができることはすべて文字にして語り尽くした、ということと、新たな覚悟をもって看護師として社会の人々と「命を守り、暮らしを支える」約束を取り交わしたような気持ちをいだいている、ということです。

本書が、看護師集団にとっては自身への定義であり自己確信の表明であり、それを基盤とした社会との約束を表明する書となると同時に、社会で暮らし看護を利用していただく人々にとっては、「看護は何ができる専門職なのか、それは命を守り、暮らしを支えることができる専門職である」ことを知っていただき理解していただき、ひいては看護を利用していただける書となることを心より願っています。

2011 年 4 月

秋元典子

索　引

あ 行

アイデンティティ……180
as a whole……110、112
アセスメント……61、71、136
アメリカ看護師協会……197、203
新たな動き……215
安全……22、29
安全な病室……22
胃管チューブ……59、67
生きる力……46
医師の判断……80
異常の早期発見……50
一過性脳虚血発作……189、195
命を守る……25、46、143、220、222
意欲……24、31
医療機器の管理……61
医療情報提供書……83、86
医療職とは……90
医療職の法制度上の位置づけ…91
医療チーム……117
医療チームにおける看護師の役割……119
受け持ち看護師……80、84
動けない患者……9
栄養素……36、41
エンパワメント……168、169
オーバーベッドテーブル……22、30
屋外の空気……12、19
オピオイド……81、85
オピオイドローテーション……82、86

か 行

快適な病室……8
カウンセラー……128、157
化学療法……22、29
学校教育……207
髪の毛の汚れ……149
髪を洗う……44
カメラ（ファイバースコープ：内視鏡）……132、158
体をつなぐコード（線）……61、71
がん看護専門看護師……82、85
換気扇で行う換気……12、19
緩下剤……51、53
間歇的……60、69
看護覚え書……4、6
看護学概論……188、194
看護学基礎教育課程……205、211
看護学原論……188、194
看護ケア……104
看護師ができること……92
看護師からのメッセージ……133
看護師集団としての言明……184
看護師個人としての言明……184
看護師と介護福祉士の違い……97
看護師の判断……80
看護師への信頼……154
看護とは何か？……183、185、201
看護のアイデンティティ……178、182、190、205、225
看護のオリジナルな視点……110
看護の視点……106

看護の専門性
……… 77、89、97、103、117、180
看護の第一の原則……………… 12
看護の独自性……………………120
看護の不変の独自性…………… Ⅸ
看護の約束…………… Ⅷ、177、220
看護埋論家…………………186、194
観察………………… 59、60、63、65
観察行為……………………61、70
患者 - 看護師関係………………128
患者 - 看護師関係形成……129、158
患者さんの一番近いところ……… 59
患者さんの心……………………128
患者の自尊心…………………… 51
がん性疼痛…………………81、85
緩和ケア医…………………82、85
器械の音……………………62、71
気管切開部…………………59、65
キシロイカン®ビスカス
（経口表面麻酔剤）………137、159
気づかい…………………………138
救急救命士…………………92、95
仰臥位……………………150、164
共感的態度………………145、161
胸腔ドレーン………………59、66
共通ベッドシステム………83、87
協働……………………………… 80
気力…………………………24、31
空気圧迫装置………………60、68
QOL（Quality of Life）……36、41
苦痛……………………………… 55
暮らしを支え……………………222
クリニックでの医療………56、57
クリミア戦争…………………4、5
ケア………………………………171
ケアリング……… 168、171、172、174
ケアを紡ぐ………………………174
頸椎…………………………44、48
頸部固定帯（ソフト頸椎カラー）
…………………… 44、48、149、162
頸部脊柱管狭窄症…………149、161
血液検査……………………62、71
ケリーパッド……………150、163
言語聴覚士…………………92、95
検体…………………………80、84
口腔内の不快感…………138、159
交代勤務……………………64、73
広汎子宮全摘出術………104、108
コースワーク……………186、194
国際看護師協会…………199、203
心 - 身………………………38、42
心の十字架……………………… Ⅴ
孤独………………………………137
コ・メディカル（co-medical）…90、93
こもった臭い………………11、18
根治療法……………………49、52

さ行

在宅療養……………………49、52
作業療法士…………………91、94
シーツの汚れ…………………… 27
支援…………………………38、42
時期………………………150、162
指示…………………………64、72
自然…………………………24、31
自然換気……………………12、19
自然治癒力…………………24、32
持続硬膜外麻酔……………59、67
自宅療養………………………… 81
実感………………………………202
視能訓練士…………………91、94
社会に対してできること…………181
十二指腸球部……………140、160
重要他者…………………111、115
重要な情報源（手がかり）……50、53
14 の基本的看護の構成要素
……………………………199、203

手術療法……………………………63、72
術後合併症…………………………60、69
術後管理……………………………59、65
消化・吸収 …………………………24、31
小管理………………………… 14、16、20
上皮組織……………………………150、162
消耗………………………………… 23
食……………………………………35、40
職業的アイデンティティ ………… 182
食事………………………………… 37
食の習慣 …………………………… 189
進化する看護のスキル ………… 125
人工呼吸器…………………………59、66
人工呼吸器を監視 ………………62、71
人工的な換気 ……………………12、19
侵襲…………………………………59、65
心身統一体である人間 …………25、33
心身の疲れ ………………………… 141
新鮮な空気………………………… 8、17
身体から入って心に到達する … 166
身体から入って心に到達するスキル
……………………………………125、145
身体侵襲……………………………143、160
身体とのつながり ……………… 37
身体を洗う ………………………… 44
深部静脈血栓症……………………60、68
信頼関係をつくる ……………… 135
心療内科医…………………………128、157
診療の補助… 89、93、103、140、146
診療の補助業務…………………… 106
診療放射線技師…… 60、69、92、95
水分によって緩和 ………………56、57
スクタリの病舎 …………………13、20
ストレス ……………………………25、32
スピリチュアル …………………111、115
生活環境……………………………64、73
生活の流れ(the stream of life)
……………………………………106、108
生活様式…………………………… 150
清潔…………………………………22、29
生検…………………………………140、160
精神看護専門看護師………128、157
正中切開創…………………………149、162
生命徴候………………… 61、70、180
生命徴候の測定……………………60、69
生命力………………………………23、30
生命力の消耗………………………55、57
生命力の消耗を最小にする …… 13
整理整頓…………………………… 22
脊柱管拡大術………………………149、161
全身清拭…………………………… 45
全体的存在…………………………110、114
洗髪………………………………… 152
洗髪車………………………………150、163
専門看護師…………………………213、217
専門看護師の存在………………… 213
専門基礎科目 ……………………188、195
専門性の追求……………………… 213
洗練されたスキル ……………… 155
卒後教育……………………………209、211
卒後研修……………………………209、211

た行

ターミナル期(終末期) ………80、84
代弁者………………………………122、123
太陽の光……………… 8、10、12、17
多発性骨髄腫………………………45、48
担当看護師…………………………14、20
チーム医療 …………………………117、123
緻密な観察…………………………60、69
中心静脈栄養………………………59、67
治癒・回復過程 …………………60、69
調整…………………………………118、123
調整の仕事………………………… 118
調整の役割………………………… 117
腸瘻チューブ ……………………59、67
トイレ ……………………………… 49

導尿……104、108
頭皮の汚れに関するエビデンス…162
動脈血中の酸素飽和度……60、70
投与ルート……80、85
特定看護師(仮称)……215、217
ドレーン(頸部J-VAC®)……59、66

な 行

ナース・プラクティショナー…215、218
内視鏡検査室……136、159
ナイチンゲールの教え……4
日常生活行動の支援……97、103
日常生活の支援……140
日常生活行動への支援……144
日常生活の支援の専門性……98
日本看護協会……197、203
人間による観察……61、70
人間の基本的欲求……35、36、40
認定看護管理者……215、217
認定看護管理者の存在……215
認定看護師……214、217
認定看護師の存在……214
膿盆……142、160

は 行

排泄……37、41、49
反射……37、41
左側臥位……138、160
皮膚……44
被覆材……154、164
被覆材に関するエビデンス……164
病床……26、33
病態……152
病的骨折……45、48
病理学……111、115
疲労……25、32
ファイバースコープ……140、160
フェンタニル貼付剤(経皮吸収型)
……82、86
副交感神経……38、42
ブスコパン®……138、159
吻合……59、66
変革体験……187、194
便の性状を観察……50、52
訪問看護師……49、52
保健師助産師看護師法 89、93、229
ポリープ……140、160
ホルモン……12、19

ま 行

マウスピース……132、159
麻酔方法……63、72
末梢の静脈……60、68
麻薬施用者免許……82、86
水によるケア……55
ミニドクター……215、218
蒸しタオル……55
メディカル・ソーシャル・ワーカー
……82、86
免疫力……25、33
文字盤……62、71
モニター画面……61、70
モニタリング……80、84

や 行

役割の拡大……213
役割モデル……209、211
輸液……106、108

輸液スタンド……22、30
癒合……150、162
良い看護……63、72
擁護者……122、123
汚れた病室内の空気……10、18
4つの視点……110、111
予防……50

ら行

理学療法士……91、94
療養上の世話……89、93、146
臨床看護研究……209、211
臨床検査技師……91、94
臨床工学技士……91、94
臨床心理士……128、157
レジメン……80、84

人名索引

エリク・H・エリクソン……182、193
神谷美恵子……182
キャロル・レッパネン・モンゴメリー……168、169
シグリダー・ハルドスドッティ　168、169
シスター・カリスタ・ロイ……110、114
ジャニス……131、158
ドロセア・オレム……98、100、200
ヴァージニア・ヘンダーソン……98、100、198
フローレンス・ナイチンゲール……4、5、197
マーサ・E・ロジャーズ……110、114
ミルトン・メイヤロフ……168、169

補註

5、6、17～20、29～33、40～42、48、52～53、57、65～73、84～87、93～95、100～101、108、114～115、123、157、169、203、211、217～218

episode

episode1……10
episode2……14
episode3……112
episode4……120
episode5……146
episode6……172
episode7……174
episode8……220
episode9……222

秋元《あきもと》典子《のりこ》

学校法人甲南女子学園 甲南女子大学 学長

1952年、岡山県に生まれる。1975年徳島大学教育学部卒業後、和歌山労災病院勤務、大阪府立看護短期大学助手・講師、和歌山県立医科大学看護短期大学部教授、岡山大学医学部保健学科教授、同大学院保健学研究科教授、甲南女子大学看護リハビリテーション教授・学部長を経て2022年4月から現職。聖路加看護大学大学院看護学研究科修士課程修了。千葉大学大学院看護学研究科博士後期課程修了。
著書に『手術患者のQOLと看護』(共著、医学書院)、『ターミナルを生きる—患者と家族のこころを支える看護』(監修・執筆、学習研究社)、『看護の原理—ケアすることの本質と魅力』(共著、ライフサポート社)、訳書にスーザン・ハイデンボルフら著『腎臓・泌尿器・生殖器系のしくみと看護』(へるす出版)、テキストに『周手術期看護論』(編集・執筆、ヌーヴェルヒロカワ)、『実践看護技術学習支援テキスト 成人看護学Ⅱ 子宮がん罹患の人の看護』(共著、日本看護協会出版会)、『成人看護実習ガイドⅠ 急性期・周手術期 子宮全摘術—子宮がんの特徴と看護』(共著、照林社)など多数。

本書は発行元がライフサポート社から照林社へ変更しました。2020年7月10日初版第6刷発行の『看護の約束』と同一の内容です。

看護《かんご》の約束《やくそく》
命《いのち》を守《まも》り、暮《く》らしを支《ささ》える

2024年3月4日　第1版第1刷発行

著　者　秋元《あきもと》　典子《のりこ》
発行者　有賀　洋文
発行所　株式会社照林社
〒112-0002
東京都文京区小石川2丁目3-23
電　話　03-3815-4921(編集)
03-5689-7377(営業)
https://www.shorinsha.co.jp/
印刷所　株式会社シナノ パブリッシングプレス

装　丁　小口翔平+神田つぐみ(tobufune)

検印省略(定価はカバーに表示してあります)
ISBN978-4-7965-8107-3